건강사정 워크북

Health Assessment Workbook

공저자 노 민 · 장형순 · 김보라 외

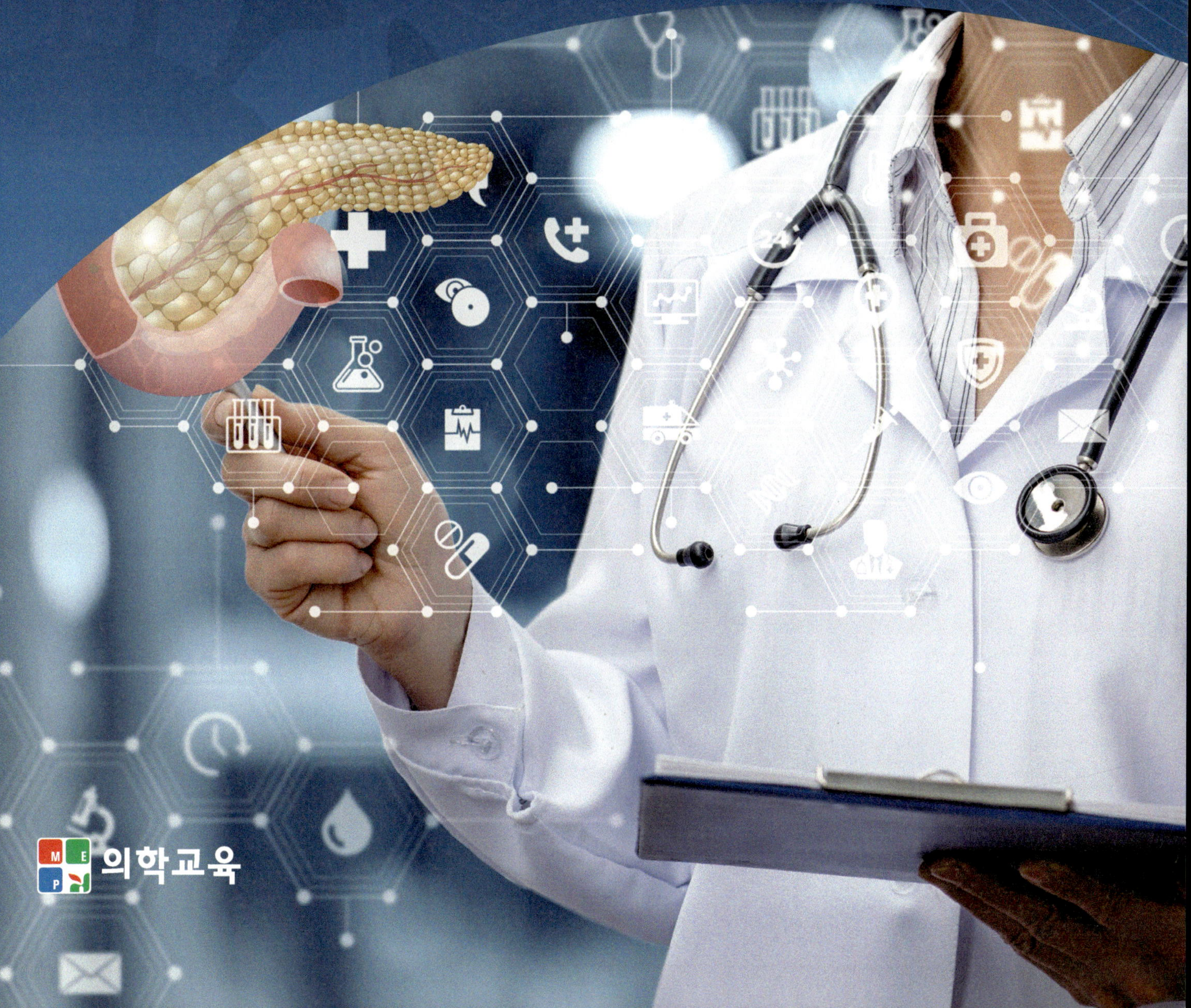

의학교육

목차

• I. 건강사정실습 개요

• II. 실습내용

I. 건강사정실습 개요

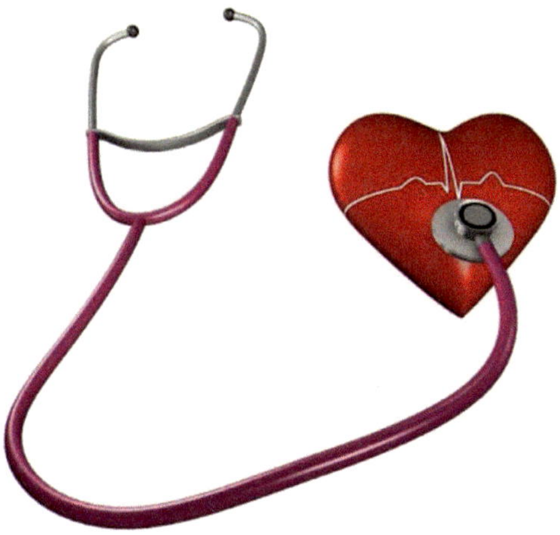

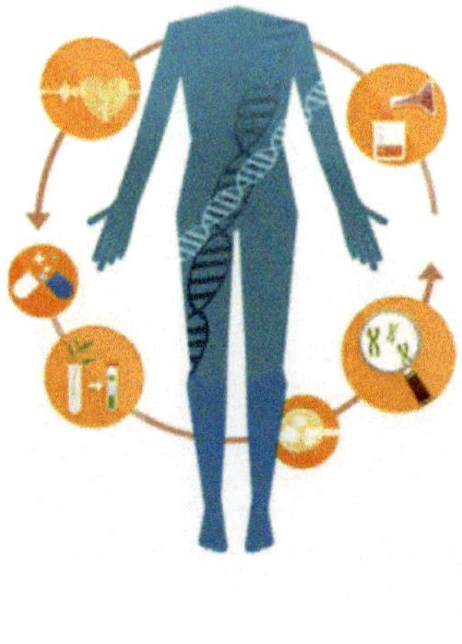

1. 건강사정실습 목적

건강사정실습은 문진, 시진, 촉진, 타진 및 청진을 통하여 간호대상자의 건강문제를 사정하고 건강위험요소를 파악하기 위한 기본 이론과 지식 및 각 계통별 신체검진 기술을 습득하는 것을 목적으로 한다.

2. 실습운영

소요시간 (50분)	순 서	절 차
5분	출석확인 복장점검 수업진행소개	한 침상 또는 책상에 2명 내외로 조별 배정하고 출석 및 복장을 점검한다. 실습 진행방법을 설명한다(지침서 확인).
15분	실습강의 시범	해당 검진방법에 대해 DVD 시청 후 교과서 및 실습내용 중심으로 강의한다. 교수는 물품준비 및 수행절차, 기록, 물품 정리에 이르는 전 과정에 대해 시범을 보인다.
25분	Task training	배정된 조별로 각 학생은 검진방법에 대해 실습한다. 학생은 개인별로 제공된 실습보고서 형식에 맞춰 실습한다. 교수는 각 학생의 검진방법 습득정도를 확인하고 재교육한다.
5분	Debriefing 마무리	교수와 학생은 실습에 대해 피드백을 나눈다. 2. 사용한 물품은 모두 제자리에 정돈하고 침상을 정리한다.

3. 실습 시 주의사항

간호학과 학생으로서 신뢰감과 단정함을 느낄 수 있는 용모와 실습복장을 원칙으로 한다.

1) 출결사항: 지각, 무단결석 금지
   ※ 교과목 출결 평가에 반영됨
2) 머리: 짧은 머리- 실습복의 칼라에 닿지 않도록 한다.
   긴 머리- 검정색 머리망으로 단정하게 올리도록 한다.
3) 화장: 단정하고 깨끗한 느낌을 주도록 한다.
4) 손톱은 짧게 하고 메니큐어는 칠하지 않는다.
5) 반지, 귀걸이, 목걸이, 팔찌 등의 착용을 하지 않도록 한다.
6) 양말은 흰색 양말을 신도록 한다.
7) 신발은 앞이 막힌 흰색 간호사 신발을 착용하며, 깨끗이 닦아 신고 뒤축을 구겨 신지 않도록 한다.
8) 실습 복장(Lab gown)은 단정하고 깨끗하며 구김이 없도록 한다.
9) 실습 복장으로 먹을 것을 들고 다니지 않는다.
10) 실습 복장으로 외부 출입(학교 밖)을 금지한다.
11) 실습복 안에 휴대폰을 소지하지 않는다(단, 전자출결 후).
12) 실습 중 잡담을 하지 않도록 한다.

4. 실습워크북 활용

1) 실습지침서는 실습 전 실습에 해당하는 신체계통의 구조 부분을 미리 학습하며 작성한다.
2) 건강력에 해당하는 부분은 수업시간에 대상자에게 질문하여 작성하고 실습시간에 작성하지 못한 부분은 추가로 실습시간 이외에 작성을 완료한다.
3) 각 계통별 신체 검진 시 대상자의 검진 결과를 실습 지침서에 기록한다.
4) 담당 교수는 실습워크북 작성 내용을 수시로 확인한다.
5) 실습워크북 작성 내용을 평가에 반영한다.

II. 실습내용

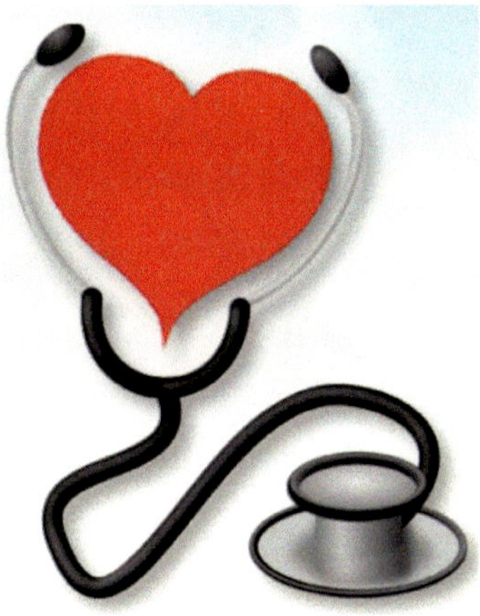

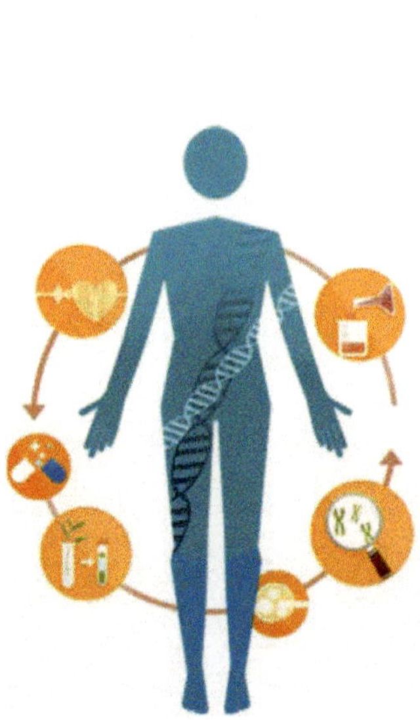

1. 면담과 전반적인 건강력 사정

대상자 이름 ____________________ 성별/나이 ____________________

검진자 ____________________ 검진일시 ____________________

1) 인구학적 자료

주소 ____ 전화번호 ____________________

결혼 상태 ______________ 직업 ____________________

2) 자료 출처 및 자료 제공자

대상자와의 관계 _________________

3) 병원을 찾은 이유 ____

P :

Q :

R :

S :

T :

U :

4) 현 병력

5) 과거력

전반적 건강 ______________________________

어린시절 질병 ______________________________

사고또는질병 ______________________________

만성질병 ______________________________

입원력 ______________________________

수술 ______________________________

알레르기 ______________________________

현재복용 약물 ______________________________

6) 가족력 *(혈연관계에 있는 가족들 조사)*

심질환 ______________________________

고혈압 ______________________________

뇌졸중 ______________________________

당뇨 ______________________________

암 ______________________________

기타 ______________________________

가계도 (3대 포함)

7) 기타

(1) 활동과 운동

1회 운동 시 운동 시간 : ______________________________

운동 종류 : ______________________________

운동 횟수 : ______________________________

(2) 개인 습관

1일 카페인 섭취량 : ______________________________

흡연 : 하루 흡연량 ____________ 흡연 시작 시기 ____________

금연 시도 여부 ____________

음주: 1회 음주량 ____________ 음주 빈도 ____________

음주 후 문제가 발생했던 적이 있는가?

(3) 여가활동

____

2. 정신건강 상태

대상자 이름 ____________ 성별/나이 ____________

검진자 ____________ 검진일시 ____________

1) 외모

자세 ____________

몸동작 ____________

옷차림 및 위생상태 ____________

2) 행동

얼굴표정 ____________

말하기 ____________

____

기분 및 감정 ____________

3) 인지기능

지남력 : 시간- 장소- 사람-

기억력 : 단기기억- 장기기억-

언어 : 읽기- 쓰기- 이해- 반복-

4) GCS (Glasgow Coma Scale)

E 개안반응(eye opening response)	
4	자발적으로 눈을 뜸
3	부르면 눈을 뜸
2	통증자극에 눈을 뜸
1	눈을 뜨지 않음
V 언어반응(verbal response)	
5	지남력 있음
4	혼동된 말
3	부적당한 말
2	이해할 수 없는 말
1	없음

M 운동반응(motor response)	
6	명령에 따름
5	통증자극부위에 손발을 가져감
4	도피적으로 팔다리를 구부림
3	팔다리가 비정상적으로 구부러짐
2	팔다리가 펴짐
1	전혀 움직이지 않음

※ E, V, M의 점수를 합계하며 표준치는 15점, 깊은 혼수나 뇌사인 경우는 3점이다.

출처 : 간호사를 위한 핵심 건강사정, p114, 의학교육

5) 한국어판 하세가와 치매척도(K-HDS)

질문 내용		배점
1. **나이는 몇 살입니까?** (2년까지의 오차는 정답)		0 · 1
2. **오늘은 몇 년 몇 월 며칠입니까? 무슨 요일입니까?** (년, 월, 일, 요일이 정확하면 각각 1점씩)		0 · 1 · 2 · 3 · 4
3. **우리가 지금 있는 곳은 어디입니까?** • 자발적으로 나오면 2점 (안 되면 5초 있다가) • 집입니까? 병원입니까? 시설입니까? 중에서 올바르게 선택하면 1점		0 · 1 · 2
4. **지금부터 말하는 3개의 단어를 말해보세요. 나중에 또 물어볼테니 잘 기억하고 계세요.** (이하의 계열 어느 하나로 채택한 계열에 ○를 표시해둔다) 1 : a) 무궁화, b) 고양이, c) 지하철 2 : a) 매화, b) 개, c) 자동차		a : 0 · 1 b : 0 · 1 c : 0 · 1
5. **100에서 7을 순서대로 빼보세요.** • 100−7은? 거기서 또 7을 빼면? 하고 질문한다. • 첫 대답이 정답이 아니면 중단한다.		(93) 0 · 1 (86) 0 · 1
6. **내가 지금부터 말하는 숫자를 순서대로 말해 보세요.** • 6−8−2, 3−5−2−9를 반대로 말하게 한다. • 세 자리 숫자를 반대로 말하지 못하면 중단한다.		(2−8−6) 0 · 1 (9−2−5−3) 0 · 1
7. **앞에서 기억하게 한 단어를 다시 말해보세요.** • 자발적으로 대답을 하면 각 2점 • 만일 대답이 없는 경우 다음의 힌트를 주어 정답이면 1점 a) 식물, b) 동물, c) 탈것		a : 0 · 1 · 2 b : 0 · 1 · 2 c : 0 · 1 · 2
8. **지금부터 5가지의 물품을 보여드리고 숨기면 무엇이 있었는지를 대답해보기 바랍니다.** • 시계, 열쇠, 담배, 펜, 동전 등 반드시 서로 관계가 없는 것		0 · 1 · 2 · 3 · 4 · 5
9. **알고 있는 채소 이름을 가능한 많이 말해보세요.** • 대답한 채소의 오른쪽 란에 기입한다. 도중에 막히고 약 10초 기다려도 대답하지 않으면 그 시점에 중단한다. 0~5개=0점, 6개=1점, 7개=2점, 8개=3점, 9개=4점, 10개=5점		0 · 1 · 2 · 3 · 4 · 5
※ 30점 만점 중 20점 이하면 치매를 의심하고 21점 이상을 비치매성으로 판단한다.	합계 득점	/30점

출처 : 간호사를 위한 핵심 건강사정, p260, 의학교육

3. 신체 계측, 활력징후

대상자 이름 ____________________ 성별/나이 ____________________

검진자 ____________________ 검진일시 ____________________

1) 신체 계측

키 : cm

체중 : kg

신체질량지수 :

2) 활력징후

체온 : ℃

맥박 : 회/분

호흡 : 회/분

혈압 : mmHg

4. 피부, 머리카락, 손톱

대상자 이름	________________	성별/나이	________________
검진자	________________	검진일시	________________

1) 구조

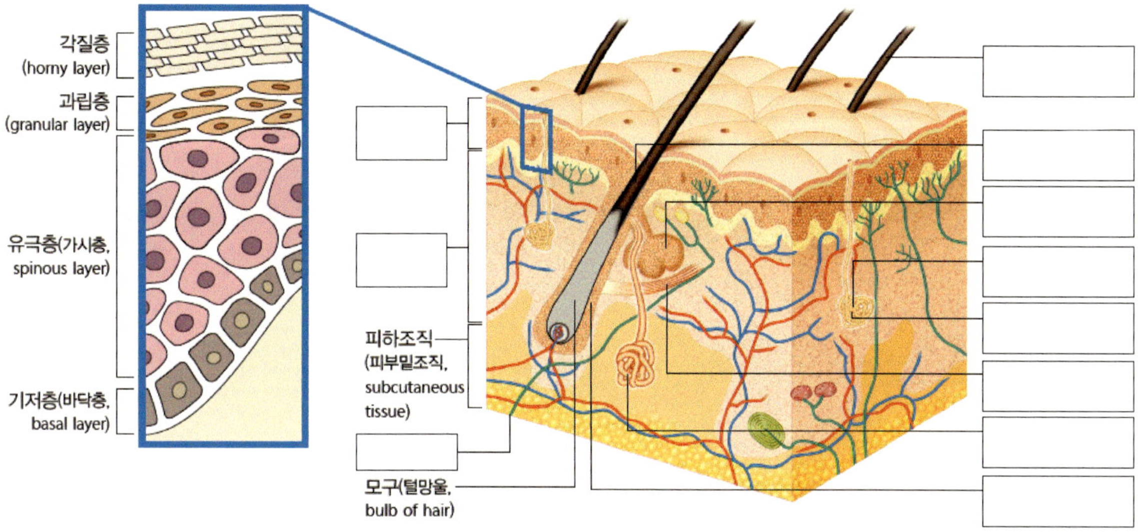

그림 9-1 피부의 단면도

출처 : 간호사를 위한 핵심 건강사정, p 122, 의학교육

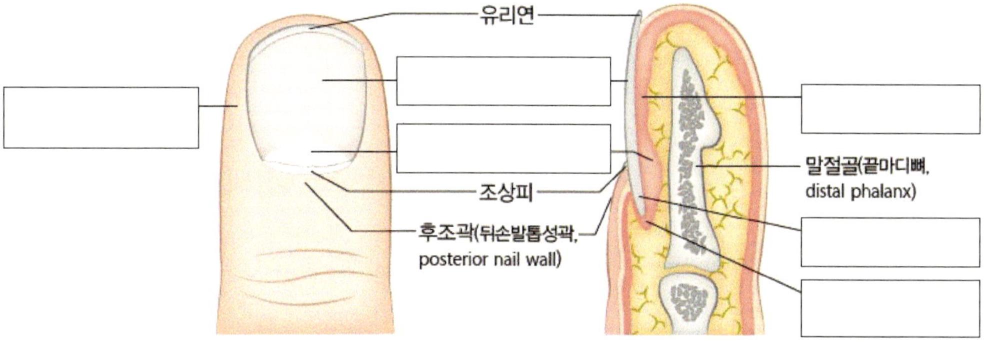

그림 9-2 손발톱의 단면도

출처 : 간호사를 위한 핵심 건강사정, p123, 의학교육

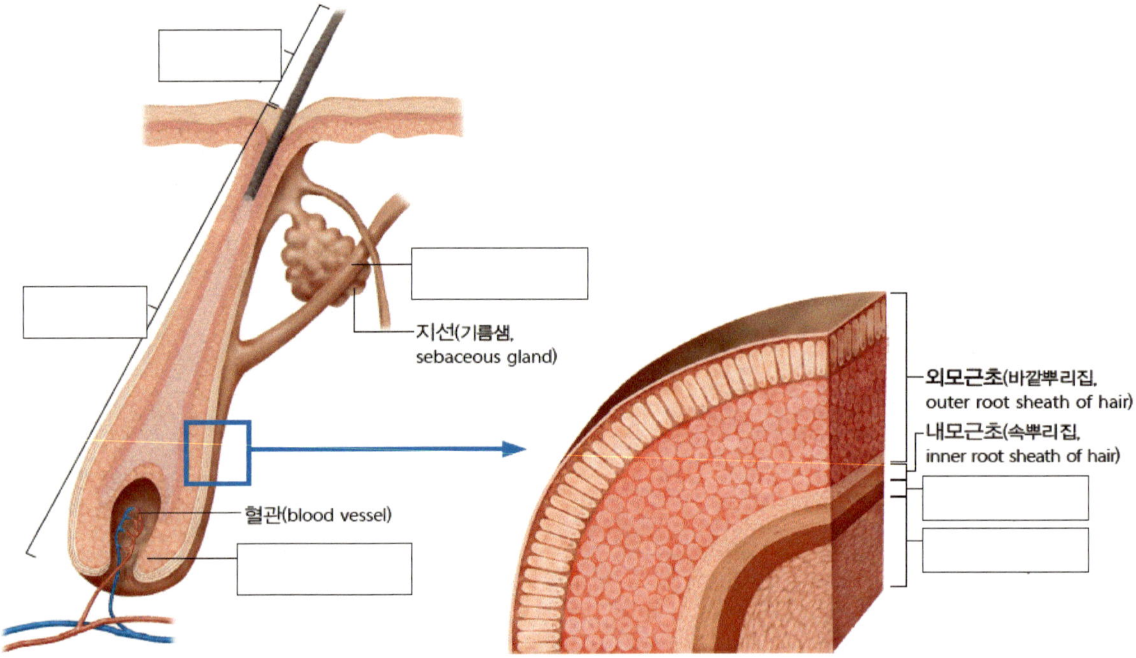

그림 9-3 털의 단면도

출처 : 간호사를 위한 핵심 건강사정, p124, 의학교육

2) 건강력

질　　　문	없다	있다 (있다면 상태 기술)
과거 피부질환을 앓은 적이 있는가?		
피부색의 변화나 색소침착이 있는가?		
점에 어떤 변화가 있는가?		
심하게 건조하거나 습한가?		
피부 가려움증이 있는가?		
심하게 멍든 곳이 있는가?		
피부에 발진이나 병소가 있는가?		
복용하고 있는 약물이 있는가?		
최근 모발 손실이 있었는가?		
피부에 대한 환경적 위험은 없는가?		

3) 신체 검진

(1) 피부의 시진 및 촉진

색 : ____________________

색소 침착 : ____________________

온도: ____________________

습기 : ____________________

부종 : ____________________

움직임과 탄력성 : ____________________

혈관 분포 및 멍 : ____________________

병소 여부 : ____________________

(2) 모발의 시진 및 촉진

색 : ____________________

결 (감촉) : ____________________

분포 : ____________________

병소여부 : ____________________

(3) 조갑의 시진 및 촉진

모양 및 윤곽 : ____________________

경도 : ____________________

분포 : ____________________

색: ____________________

모세혈관 재충혈 : ____________________

____

5. 두경부, 부속 림프절

대상자 이름 ____________________ 성별/나이 ____________________

검진자 ____________________ 검진일시 ____________________

1) 구조

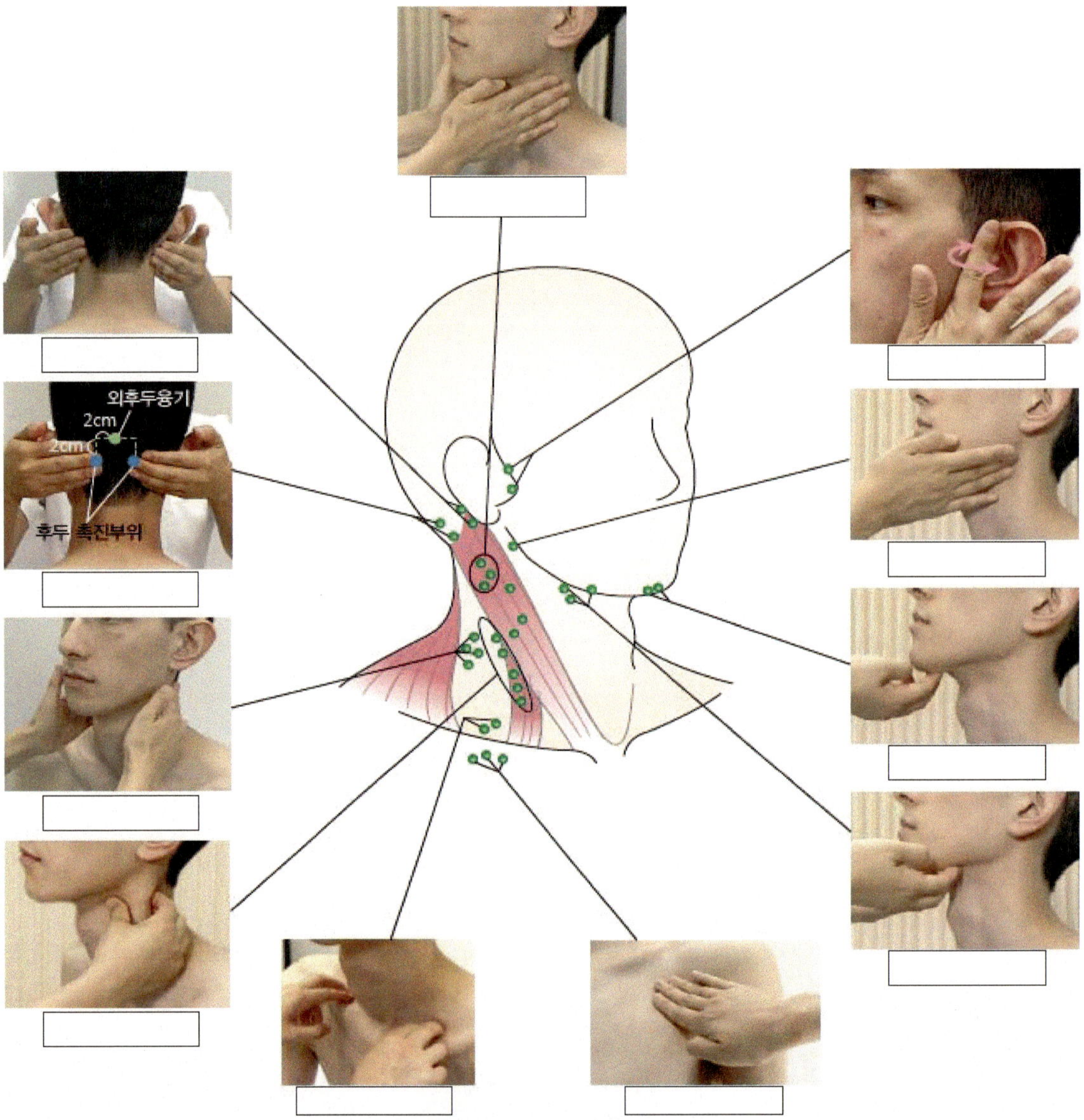

두경부의 림프절을 촉진한다.

출처 : 간호사를 위한 핵심 건강사정, p185, 의학교육

2) 건강력

질 문	없다	있다 (있다면 상태 기술)
전에 없이 자주 혹은 심한 두통이 있는가?		
두부 손상을 받은 경험이 있는가?		
어지러움증을 경험한 적이 있는가?		
경부 통증이 있는가?		
머리나 목에 덩어리나 부종이 있는가?		
머리나 목에 수술 받은 적이 있는가?		

3) 신체 검진

(1) 머리의 시진 및 촉진

크기와 모양 : ______________________________

덩어리, 압통 : ______________________________

측두동맥 : ______________________________

턱관절 : ______________________________

(2) 얼굴의 시진

얼굴표정 : ______________________________

얼굴의 대칭성 : ______________________________

불수의적 운동 : ______________________________

부종 : ______________________________

덩어리나 병소 : ______________________________

피부색과 살결 : ______________________________

(3) 경부의 시진

대칭성 : ______________________________

관절 운동 범위 : ______________________________

경부 근육의 강도 : ______________________

비정상적 박동 : ______________________

기관의 위치 : ______________________

갑상선 비대 : ______________________

(4) 경부 림프절의 촉진

크기와 형태 : ______________________

압통 유무 : ______________________

이동성 : ______________________

단단한 정도 : ______________________

(5) 갑성선의 촉진

전면 접근

후면 접근

(6) 갑상선 청진

____

6. 눈

대상자 이름	____________	성별/나이	____________
검진자	____________	검진일시	____________

1) 구조

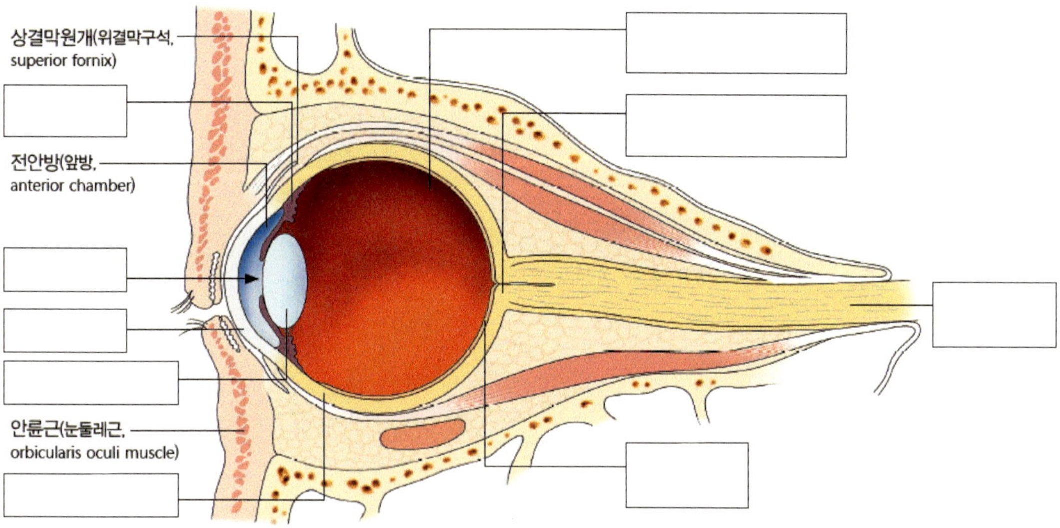

그림 10-3 내안부

출처 : 간호사를 위한 핵심 건강사정, p137, 의학교육

2) 건강력

질 문	없다	있다 (있다면 상태 기술)
보는 데 어려움이 있거나 희미하게 보이는가?		
눈에 통증이 있는가?		
물체가 이중으로 보인 적이 있는가?		
눈의 충혈이나 부종이 있는가?		
눈물이 과다하게 흘러 내리는가?		
눈에 손상이나 수술을 받았는가?		
안경이나 콘텍트렌즈를 착용 하였는가?		
시력검사를 받은 적이 있는가?		
녹내장에 대한 검사를 받은 적이 있는가?		
복용하고 있는 약이 있는가?		

3) 신체 검진

(1) 시력 : 우____________________ 좌 ____________________

(2) 시야

대면법 검사 : ____

(3) 외안근 시진

외안근 움직임 : ____

각막 반사 : ____

차폐 검사 : ____

____

(4) 외부 구조물 시진

눈썹 : ____

눈꺼풀과 속눈썹 : ____

안구 : ____

눈물샘과 누점 : ____

(5) 안구 전방 구조 시진

각막 : ____

홍채 : ____

동공 : ____

모양 : ____

대칭성 : ____

대광반사와 교감 대광반사 : ____

원근 조절 반응 : ____

7. 귀

대상자 이름		성별/나이	
검진자		검진일시	

1) 구조

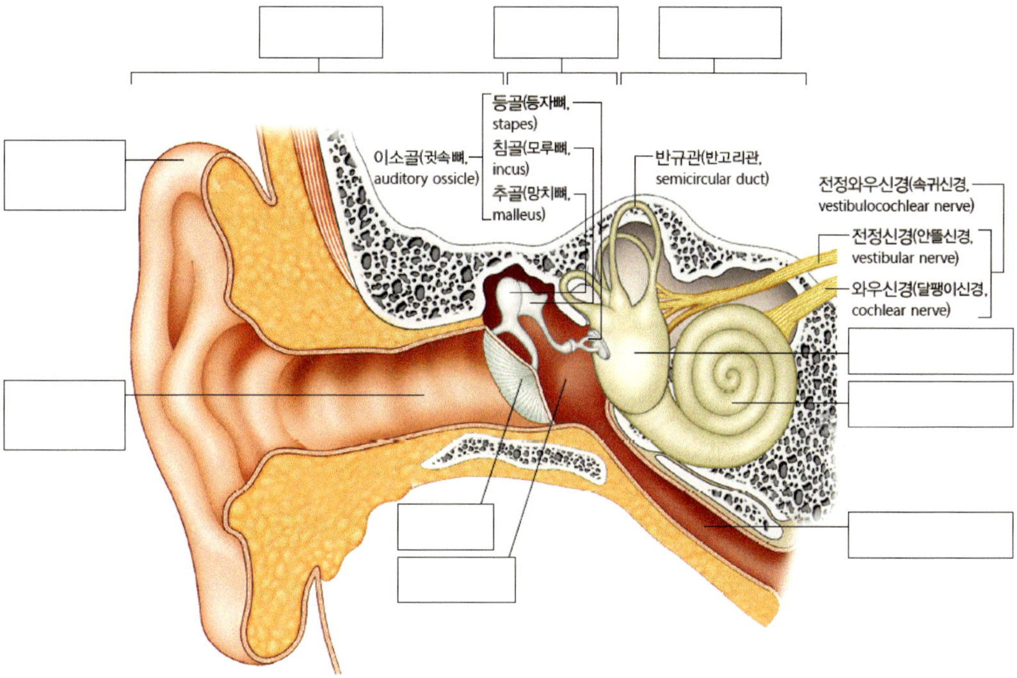

그림 10-6 귀의 구조

출처 : 간호사를 위한 핵심 건강사정, p140, 의학교육

2) 건강력

질 문	없다	있다 (있다면 상태 기술)
귀에 통증을 느끼는가?		
귀에 감염이 있는가?		
귀에 분비물이 있는가?		
청력상실이 있는가?		
가정이나 직장에서 소음을 경험하는가?		
귀속이 울리거나 바스락거리는 소리를 느끼는가?		
현훈을 느껴본 적이 있는가?		

3) 신체 검진

(1) 외이의 시진 및 촉진

크기와 모양 : ____________________

피부 상태 : ____________________

압통 : ____________________

외이도 : ____________________

(2) 검이경을 이용한 시진

고막

색과 특성 : ____________________

위치 : ____________________

고막의 상태 : ____________________

(3) 청력 검사

목소리 검사 : ____________________

Weber test : ____________________

Rinne test : ____________________

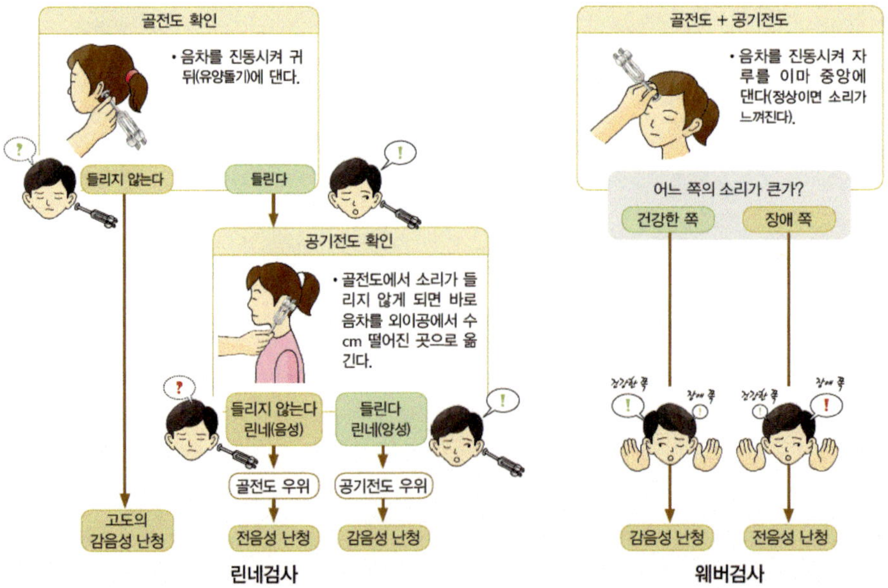

출처 : 간호사를 위한 핵심 건강사정, p151, 의학교육

8. 코, 구강, 인후

대상자 이름	______________	성별/나이	______________
검진자	______________	검진일시	______________

1) 구조

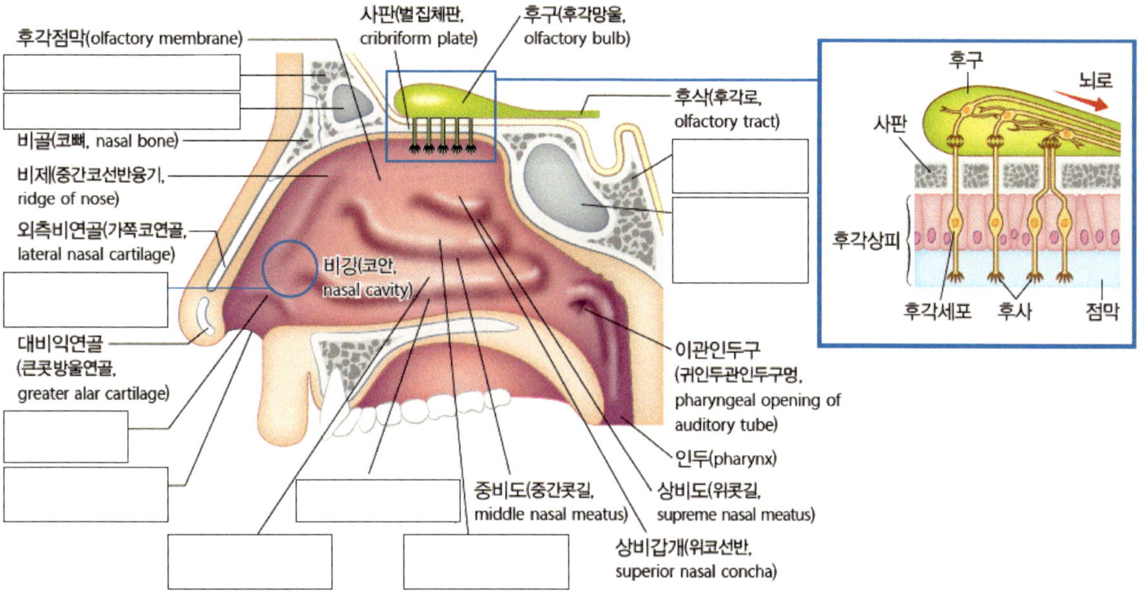

그림 10-9 코의 구조

출처 : 간호사를 위한 핵심 건강사정, p142, 의학교육

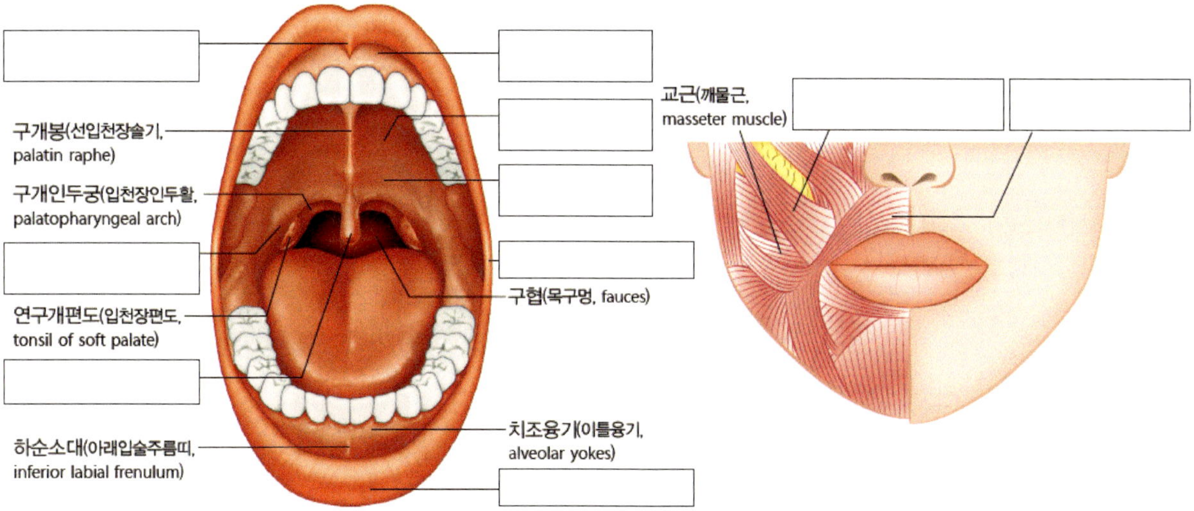

그림 13-4 구강 내와 주변 근육

출처 : 간호사를 위한 핵심 건강사정, p194, 의학교육

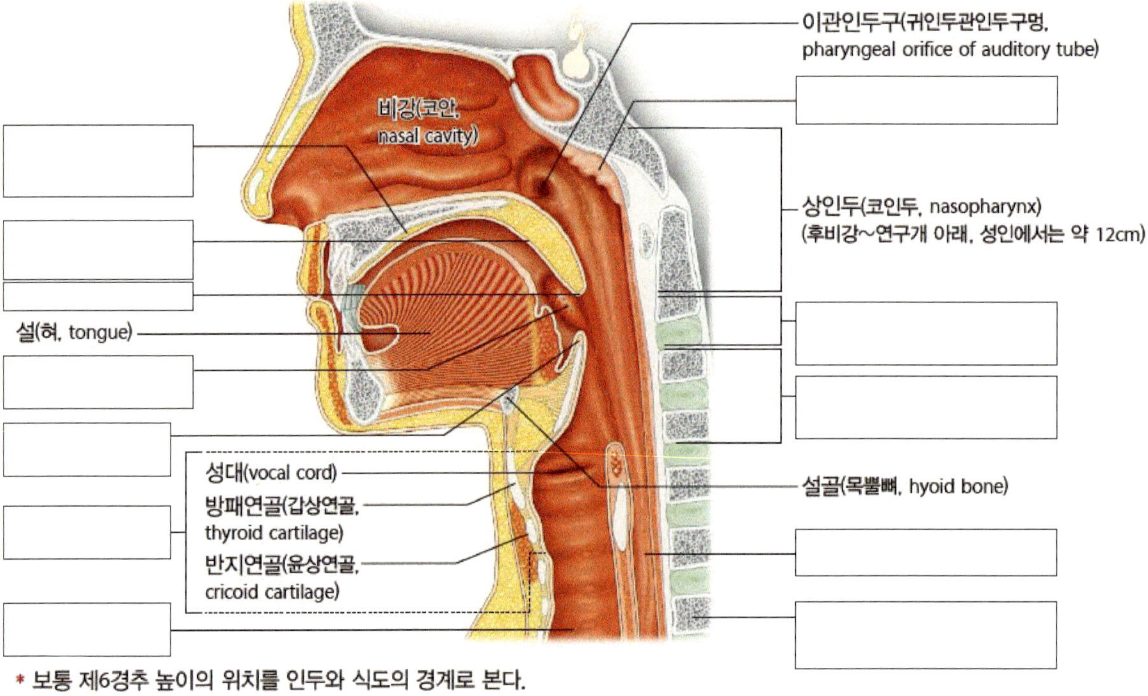

그림 13-5 인두부

출처 : 간호사를 위한 핵심 건강사정, p194, 의학교육

2) 건강력

질 문	없다	있다 (있다면 상태 기술)
콧물 증상이 있는가? 색과 농도는?		
감기에 자주 또는 심하게 걸리는가?		
부비동의 통증이나 부비동염이 있는가?		
코에 외상이나 손상이 있는가?		
코피를 흘리는가? 얼마나 자주?		
알레르기가 있는가?		
후각에 변화가 있는가?		
구강과 혀에 궤양이 있는가?		
인후통이 있는가? 얼마나 자주 있는가?		
잇몸에 출혈이 있는가?		
치통이 있는가?		

질 문	없다	있다 (있다면 상태 기술)
쉰 목소리, 목소리의 변화가 있는가?		
연하곤란이 있는가?		
미각의 변화가 있는가?		
흡연을 하는가? 하루에 얼마나 피우는가?		
구취가 있는가? 평소 치아 관리는?		

3) 신체 검진

(1) 코의 시진 및 촉진

대칭성 : ____________________

기형, 염증 : ____________________

비점막의 색 : ____________________

분비물, 이물질 : ____________________

비중격 : ____________________

비갑개 : ____________________

(2) 부비동의 촉진과 타진

전두동 : ____________________

상악동 : ____________________

(3) 구강 시진

입술 : ____________________

치아와 잇몸 : ____________________

구강 점막 : ____________________

구개와 구개수 : ____________________

____

혀 : ____________________

(4) 인후 시진

편도선 : ____________________

인두의 벽 : ____________________

호흡 시 냄새 : ____________________

9. 유방, 액와, 국소 림프관

대상자 이름	________________	성별/나이	________________
검진자	________________	검진일시	________________

1) 구조

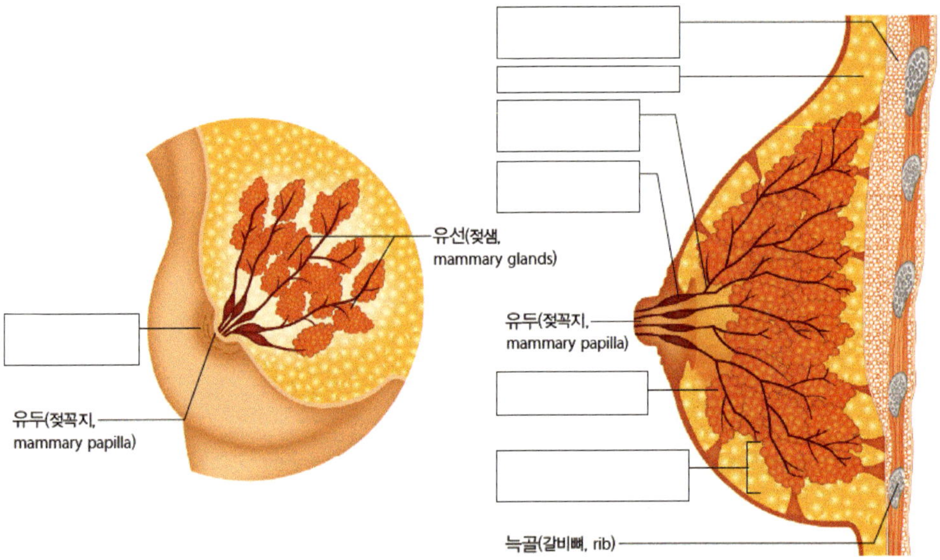

그림 17-4 유방의 구조

출처 : 간호사를 위한 핵심 건강사정, p291, 의학교육

2) 건강력

질 문	없다	있다 (있다면 상태 기술)
유방에 통증이나 압통이 있는가?		
유방에 덩어리나 비후가 있는가?		
유두에서 분비물이 나오는가?		
유방, 유륜, 유두에 발진이 있는가?		
유방, 유륜, 유두에 부종이 있는가?		
유방에 외상이나 손상이 있는가?		
유방질환을 앓은 적이 있는가?		
유방수술을 한 적이 있는가?		
유방 자가 검진을 배웠는가?		
유방조영술을 실시한 경험이 있는가?		

3) 신체 검진

(1) 유방, 유륜과 유두, 액와 시진

유방

대칭성 : ______________________________

피부색/상태 : ______________________________

피부결 : ______________________________

병소 : ______________________________

유륜/유두

형태 : ______________________________

방향 : ______________________________

분비물 : ______________________________

액와 : ______________________________

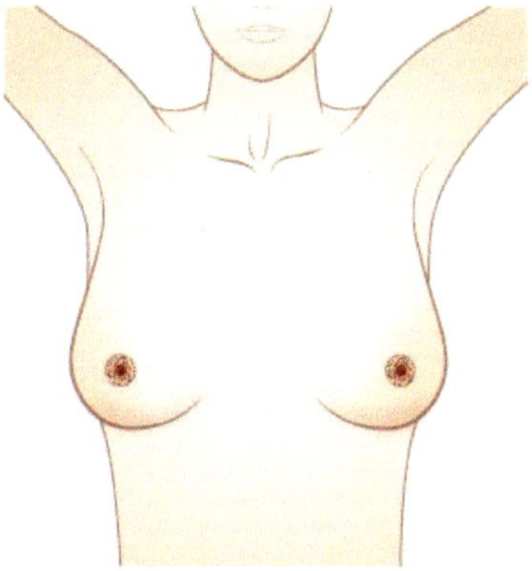

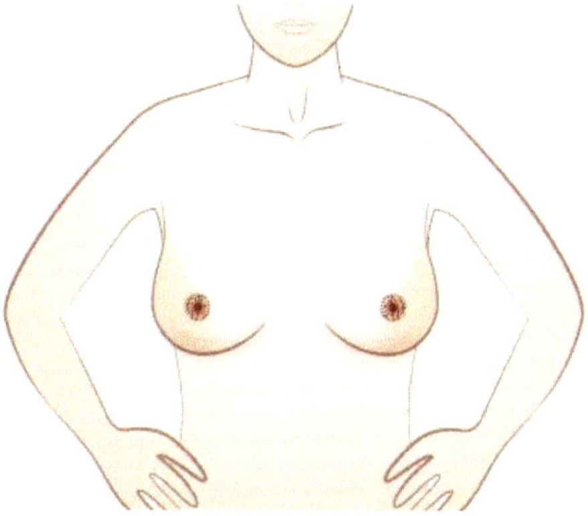

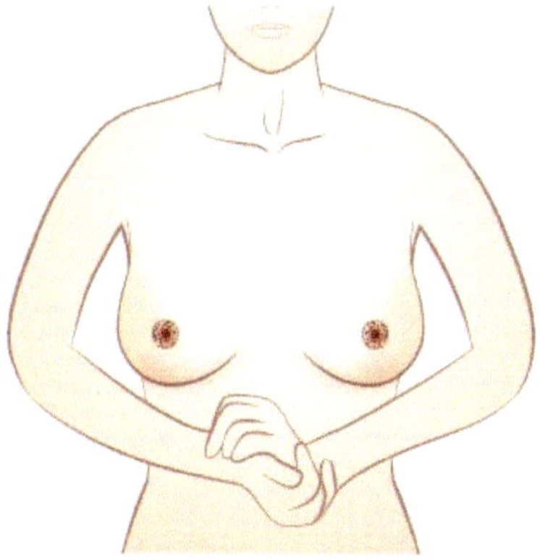

머리 위로 두 팔 들기 / 양손을 허리에 대기 / 양 손바닥을 마주잡고 밀기

유방을 시진하기 위한 자세

출처 : 간호사를 위한 핵심 건강사정, p298, 의학교육

(2) 유방, 유륜과 유두, 액와 촉진

유방

피부결 : ______________________________

종괴 : ______________________________

압통 : ______________________________

유륜/유두

종괴 : ______________________________

분비물 : ______________________________

액와/림프절

크기 : ______________________________

형태 : ______________________________

경도 : ______________________________

움직임 : ______________________________

압통 : ______________________________

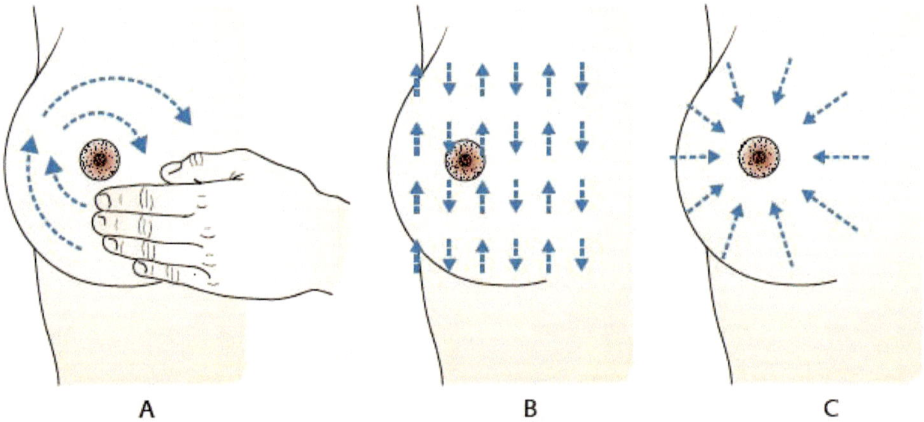

유방촉진법 패턴

출처 : 간호사를 위한 핵심 건강사정, p299, 의학교육

10. 흉곽과 폐

대상자	이름 ______________	성별/나이	______________
검진자	______________	검진일시	______________

1) 구조

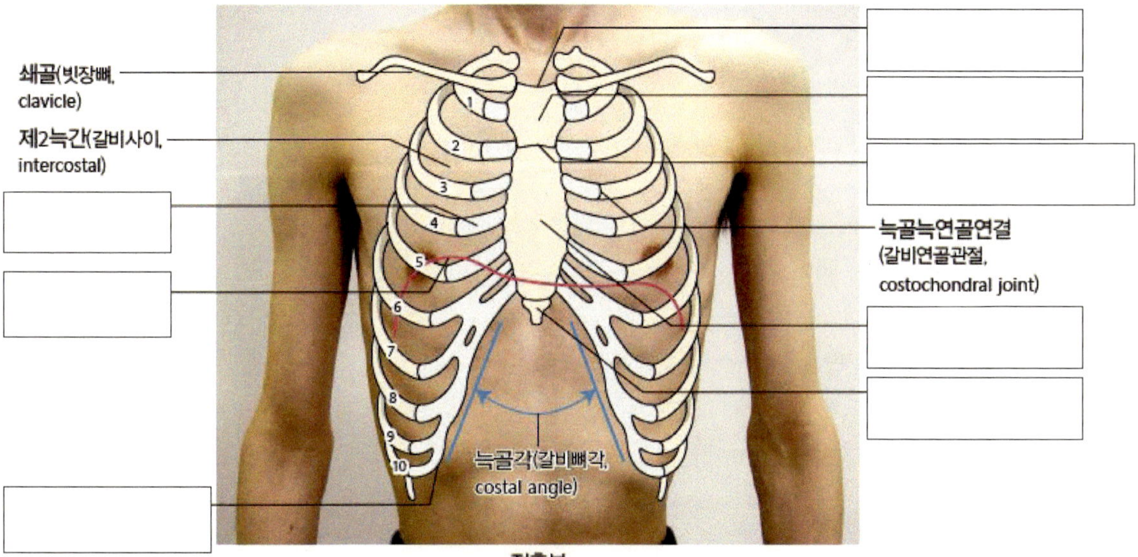

전흉부

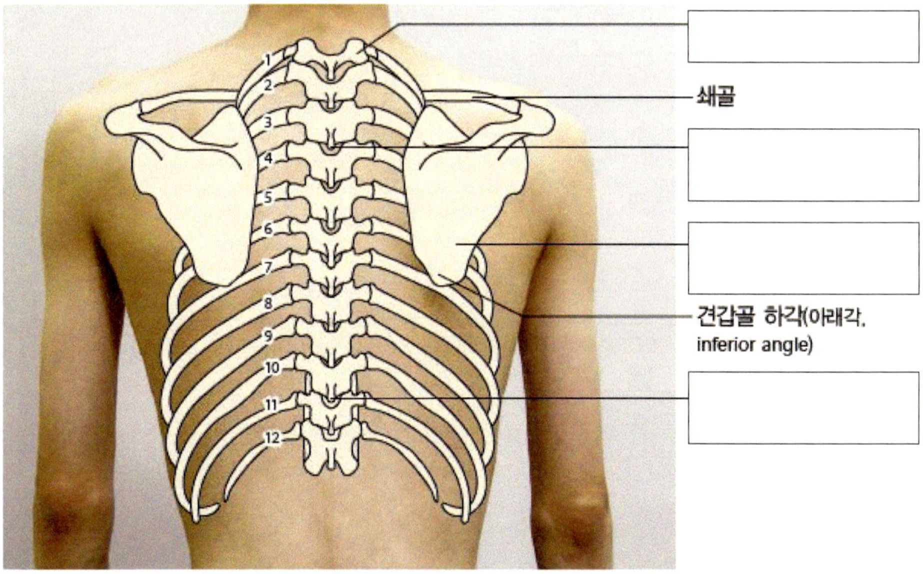

배부

그림 11-1 흉곽을 구성하는 골격

출처 : 간호사를 위한 핵심 건강사정, p156, 의학교육

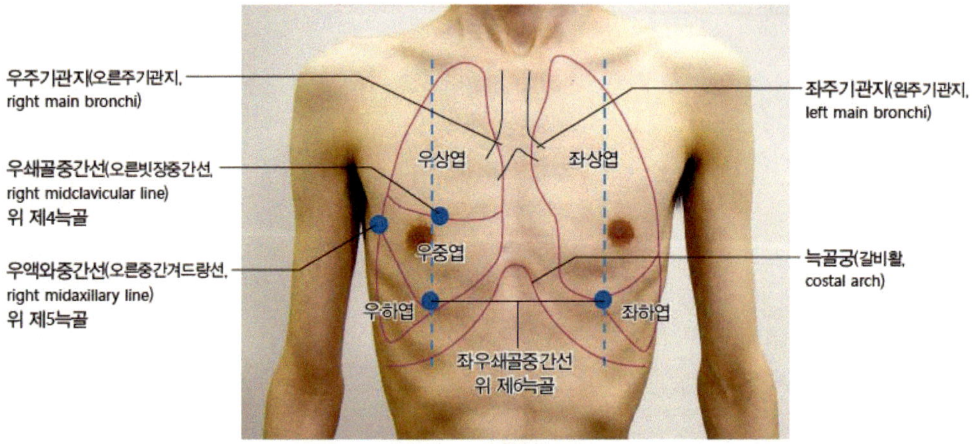

전흉부

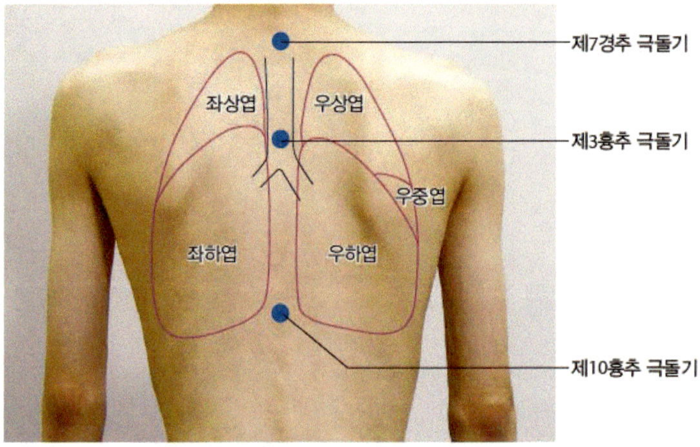

배부

출처 : 간호사를 위한 핵심 건강사정, p157, 의학교육

2) 건강력

질　　　문	없다	있다 (있다면 상태 기술)
기침을 하는가?		
숨이 차는가?		
호흡 시 흉통이 있는가?		
기침을 할 때 객담이 배출되는가?		
과거 폐질환을 앓은 적이 있는가?		
담배를 피우는가? 하루 흡연량은?		
생활환경이나 작업 조건이 호흡에 영향을 미치는가?		
결핵반응검사와 흉부 X선 검사 여부?		

3) 신체 검진

(1) 시진

흉곽의 형태와 움직임 : ____________________

호흡수와 양상 : ____________________

피부 : ____________________

자세 : ____________________

얼굴 표정 : ____________________

의식수준 : ____________________

(2) 촉진

흉곽 확장의 대칭성 : *(T9-T10 위치에 엄지손가락을 놓고 흉부의 확장을 확인함)*

덩어리, 혹, 압통 : *(정상 : 없음)*

기관 위치 : ____________________

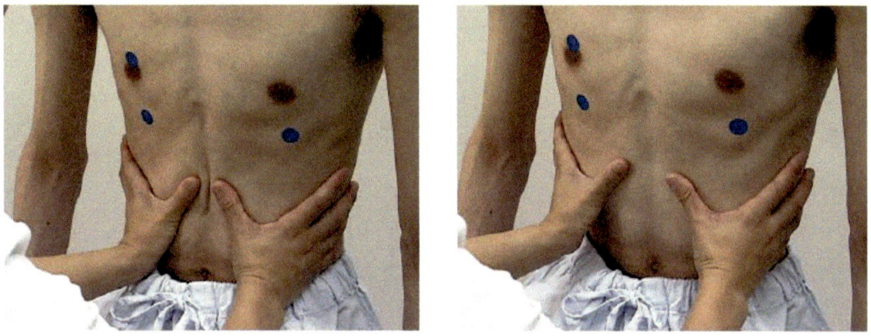

흉곽을 감싼 후 심호흡을 하게 한다.

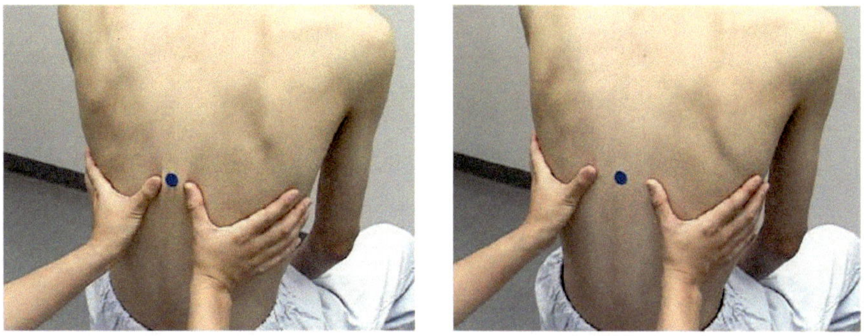

흉곽을 감싼 후 심호흡을 하게 한다.

출처 : 간호사를 위한 핵심 건강사정, p162, 의학교육

촉각 진탕음 : ______________________________

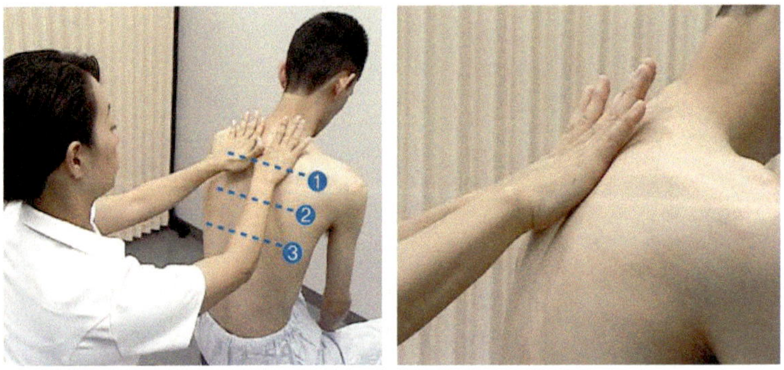

손바닥 하부를 사용하여 확인한다.

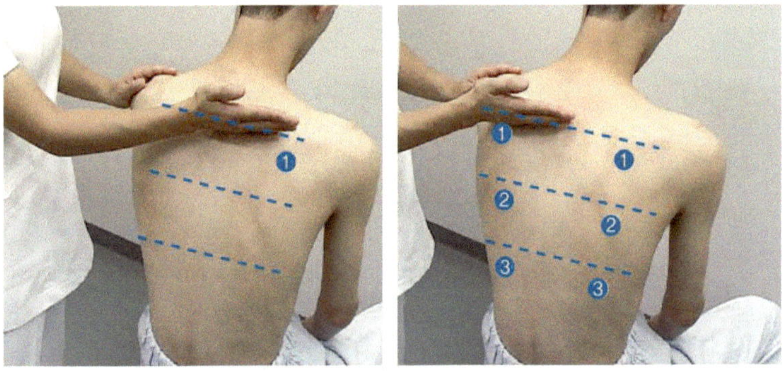

척측면을 사용하여 확인한다.
'하나, 하나' 반복

출처 : 간호사를 위한 핵심 건강사정, p163, 의학교육

(3) 타진

폐의 타진 : ______________________________

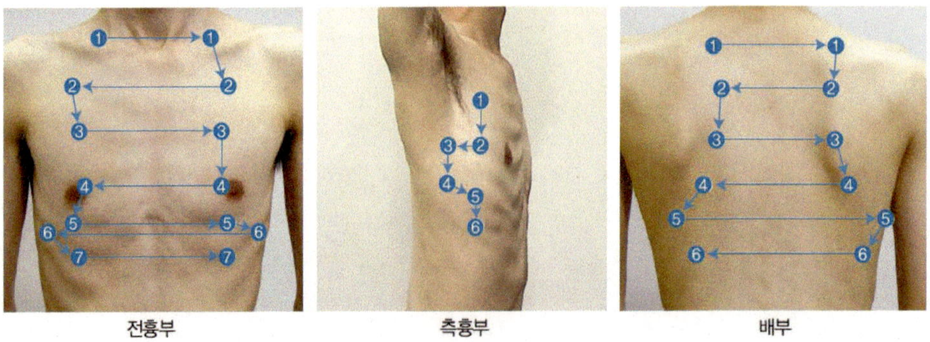

순서에 따라 각 부위의 타진음을 확인한다.

출처 : 간호사를 위한 핵심 건강사정, p164, 의학교육

횡격막 운동 : ______________________________

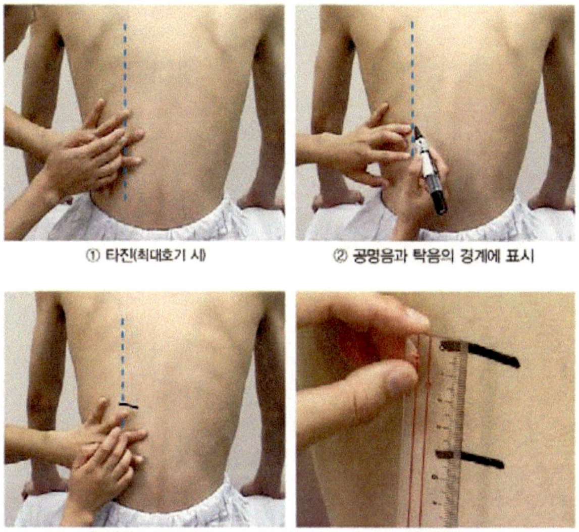

① 타진(최대호기 시) ② 공명음과 탁음의 경계에 표시

③ 타진(최대흡기 시) ④ 측정

횡격막의 가동범위를 측정한다.

출처 : 간호사를 위한 핵심 건강사정, p165, 의학교육

흡기시와 호기시 폐의 하부 경계면을 확인

"숨을 내쉰 다음 그대로 참고 있으세요."라고 요청

: 공명음에서 둔탁음으로 변하는 위치를 확인, 표시

횡격막의 위치는 폐와 복부 내장을 분리시키는 높이를 평가

"숨을 깊게 들이쉰 후 그대로 참으세요."라고 요청

: 표시 아래로 타진하여 둔탁음으로 변화하는 위치 표시한 후 차이 측정

(4) 청진

기관지음 : ______________________________

기관지 폐포음 : ______________________________

폐포음 : ______________________________

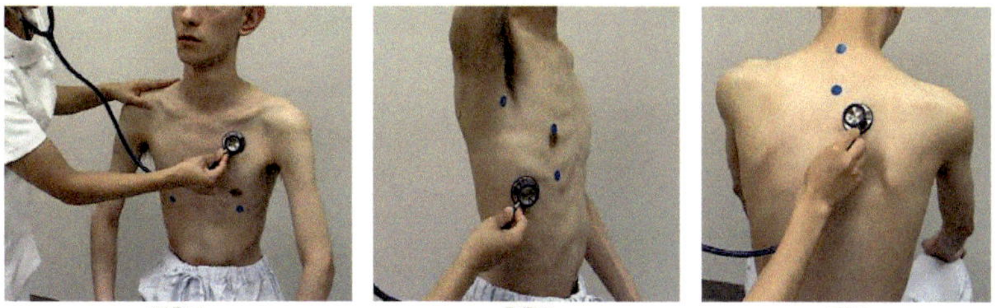

전흉부 측흉부 배부

이상부위에서 음성전도를 측정한다.

출처 : 간호사를 위한 핵심 건강사정, p166, 의학교육

11. 심장과 목혈관

대상자	이름 ________________	성별/나이 ________________
검진자	________________	검진일시 ________________

1) 구조

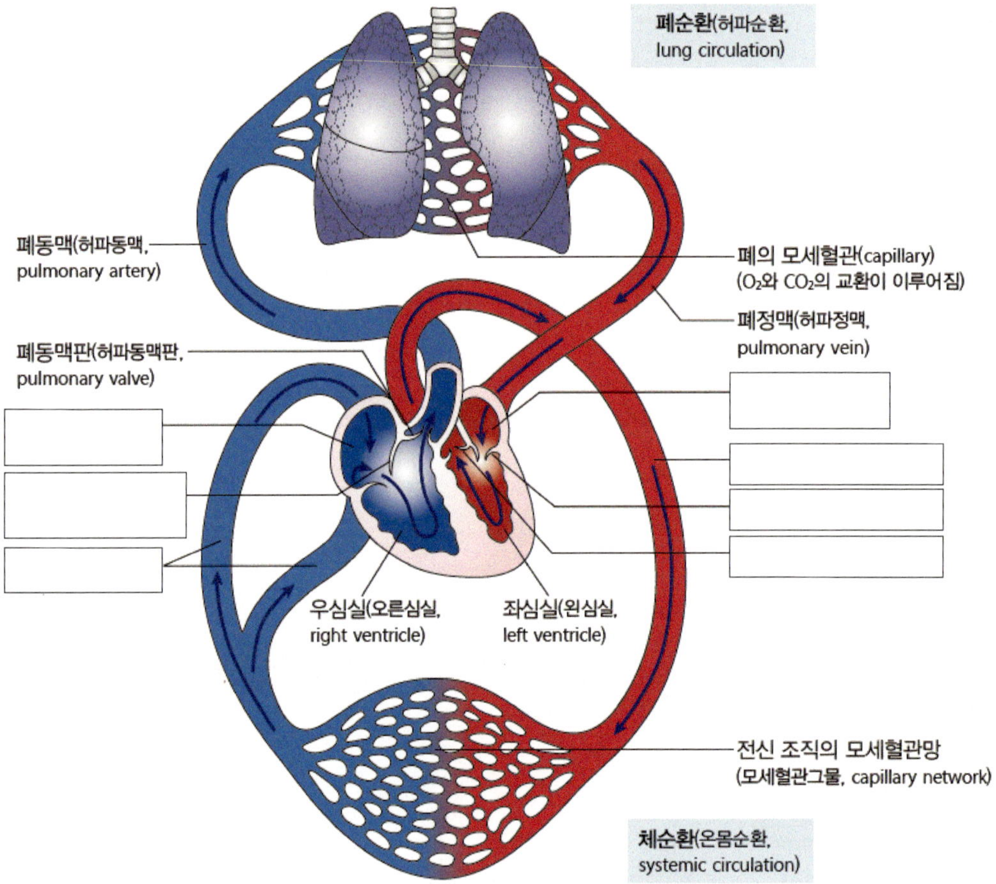

그림 12-2 **혈액순환(폐순환과 체순환)**

출처 : 간호사를 위한 핵심 건강사정, p170, 의학교육

2) 건강력

질　　　문	없다	있다 (있다면 상태 기술)
흉통이 있거나 가슴이 조이는가?		
숨이 가쁜가?		
기침을 하는가?		
쉽게 피로해지는가?		
얼굴색이 푸르거나 창백해지는가?		
발이나 다리의 부종이 있는가?		
밤에 소변을 보기 위해 잠에서 깨는가?		
심질환을 앓은 적이 있는가?		
심질환의 가족력이 있는가?		
심질환의 위험요인을 지니고 있는가?		

3) 신체 검진

(1) 경동맥

시진과 촉진 : ______________________________

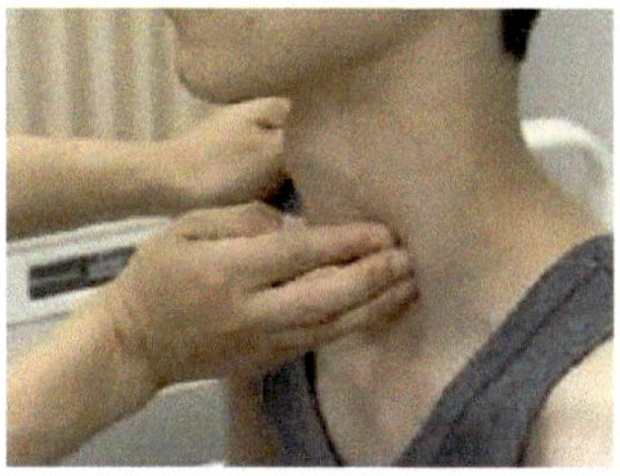

총경동맥 ※ 좌우 동시에 측정하지 않음

출처 : 간호사를 위한 핵심 건강사정, p179, 의학교육

청진 : ______________________________

(2) 경정맥

외경정맥: ______________________________

내경정맥 : ______________________________

경정맥압 : ______________________________

(3) 전흉부

시진과 촉진 : ______________________________

피부색과 상태 : ______________________________

흉벽의 박동 : ______________________________

심첨맥박 위치 : ______________________________

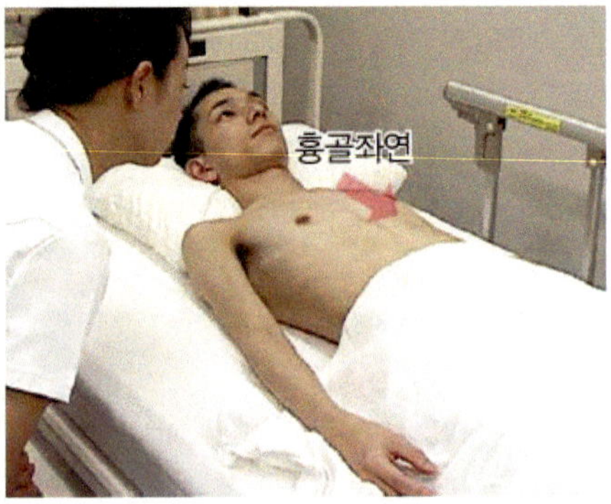

흉골좌연을 관찰한다.

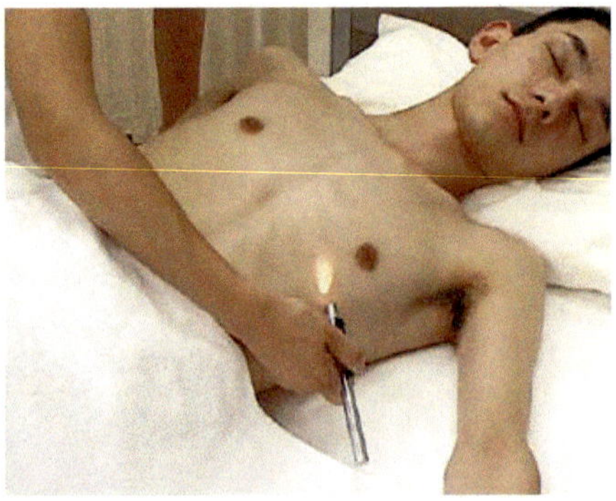

펜라이트를 비추면 심첨맥박을 찾기 쉽다.

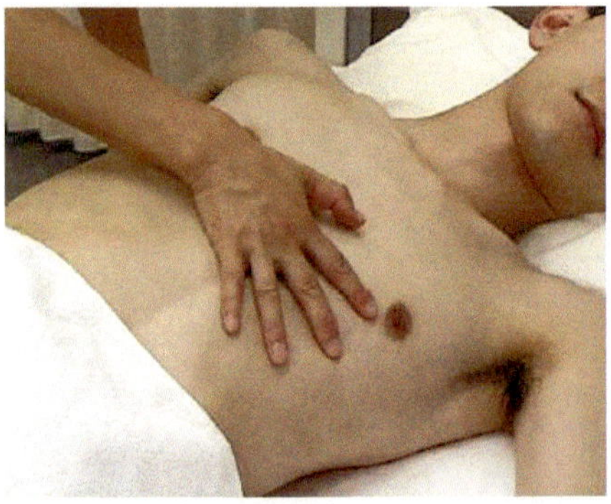

촉진으로 심첨맥박을 확인한다.

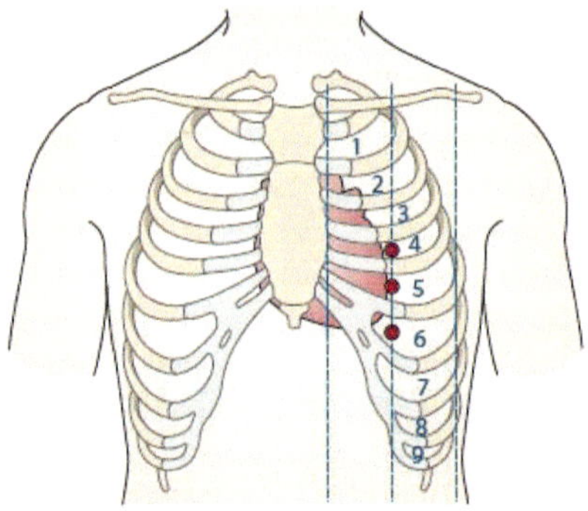

출처 : 간호사를 위한 핵심 건강사정, p183, 의학교육

(4) 청진

심장 청진 부위 : ____________________

정상 S1과 S2 확인

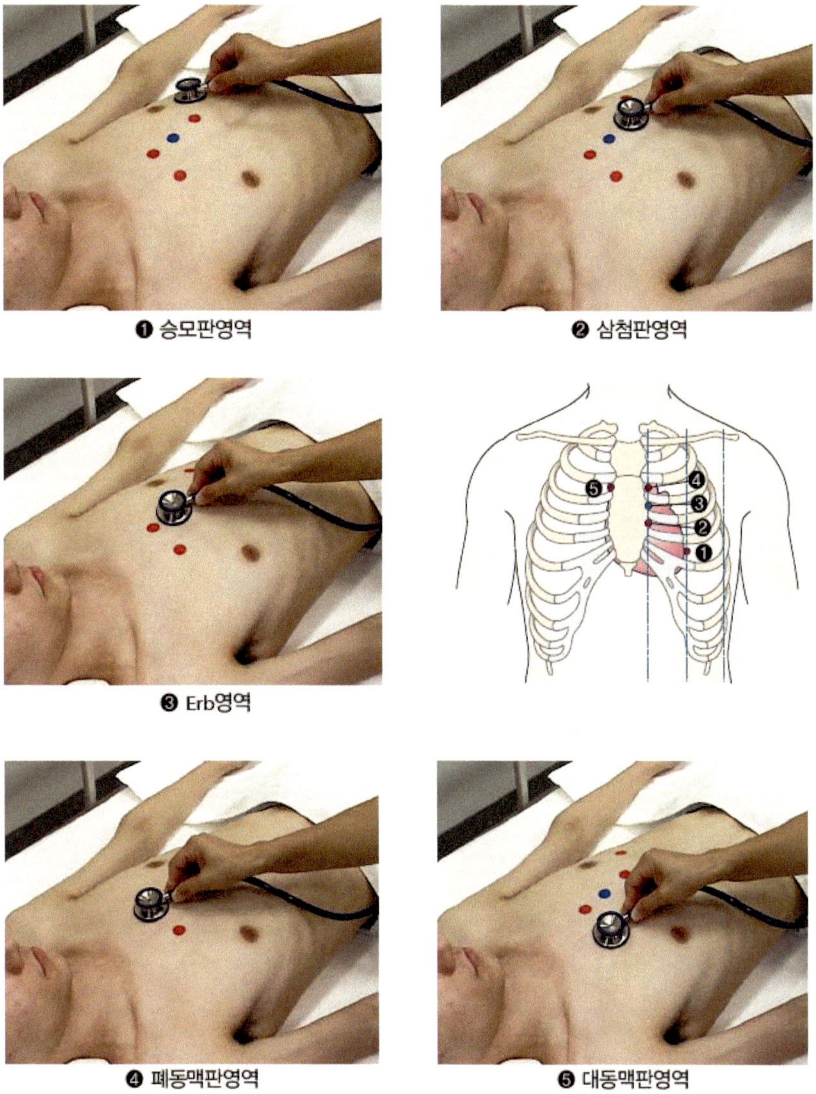

각 영역의 심음을 청진한다.

출처 : 간호사를 위한 핵심 건강사정, p183, 의학교육

심장 맥박수와 리듬 : ____________________

심첨맥박 : ____________________

심첨 맥박과 동시에 요골맥박을 확인

비정상적 심음 여부 확인 ____________________

12. 말초혈관계 및 림프계

대상자 이름	________________	성별/나이	________________
검진자	________________	검진일시	________________

1) 구조

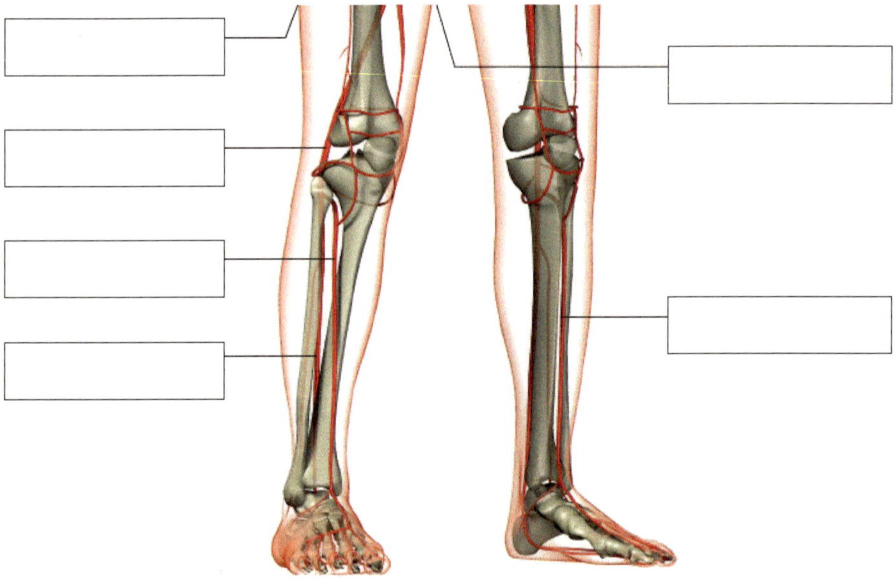

그림 12-3 인체의 주요 동맥

출처 : 간호사를 위한 핵심 건강사정, p171, 의학교육

2) 건강력

질 문	없다	있다 (있다면 상태 기술)
다리에 경련(통증)이 있는가?		
팔이나 다리에 피부의 변화가 있는가?		
팔이나 다리에 병변이 있는가?		
다리에 부종이 있는가?		
어떤 약을 복용하고 있는가?		

3) 신체 검진

(1) 팔의 시진 및 촉진

피부/손톱 색 : ______________________

대칭성 : ______________________

병변 : ______________________

부종 : ______________________

곤봉형 손가락 : ______________________

팔의 온도 : ______________________

피부결 : ______________________

모세혈관 충전 : ______________________

Modified Allen test : ______________________

맥박 측정: ______________________

(2) 다리의 시진 및 촉진

다리 색 : ______________________

체모 분포 : ______________________

정맥류 : ______________________

부종 : ______________________

위축 : ______________________

피부 병변 : ______________________

____

다리 피부 온도 : ______________________

Homan's sign 여부 : ______________________

____

압통 : ______________________

맥박 측정 : ______________________

피부색의 변화 : ______________________

____

13. 복부

대상자 이름	____________	성별/나이	____________
검진자	____________	검진일시	____________

1) 구조

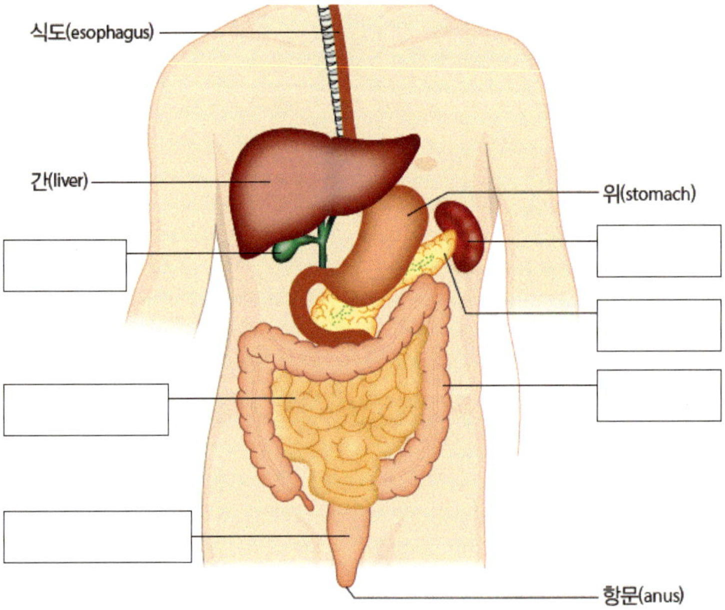

그림 13-1 **소화기와 구강**

출처 : 간호사를 위한 핵심 건강사정, p192, 의학교육

2) 건강력

질 문	없다	있다 (있다면 상태 기술)
식욕이 변하거나 줄었는가?		
삼키는 데 어려움이 있는가?		
먹기 힘든 음식이 있는가?		
복통이 있는가?		
오심이나 구토가 있는가?		
배변은 규칙적인가?		
소화기계 병력이 있는가?		
복용중인 약물이 있는가?		

3) 신체 검진

(1) 시진

복부 윤곽 : ______________________

대칭성 : ______________________

피부색 : ______________________

동맥박동과 연동운동 : ______________________

체모 상태 : ______________________

얼굴표정과 자세 : ______________________

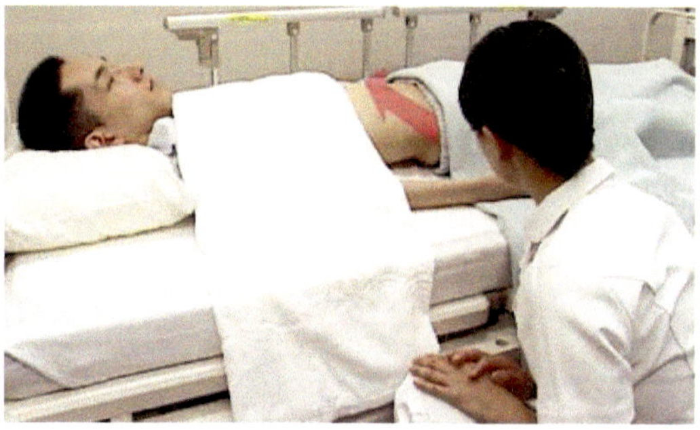

복부를 시진한다.

출처 : 간호사를 위한 핵심 건강사정, p212, 의학교육

(2) 청진

장음 : ______________________

____

혈관음 : ______________________

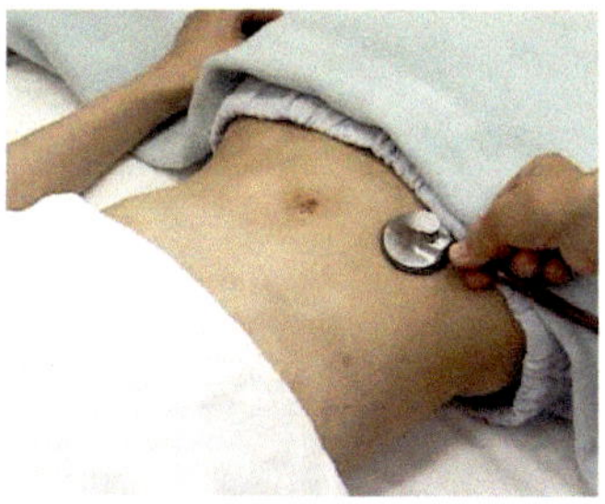

장음을 청진한다.

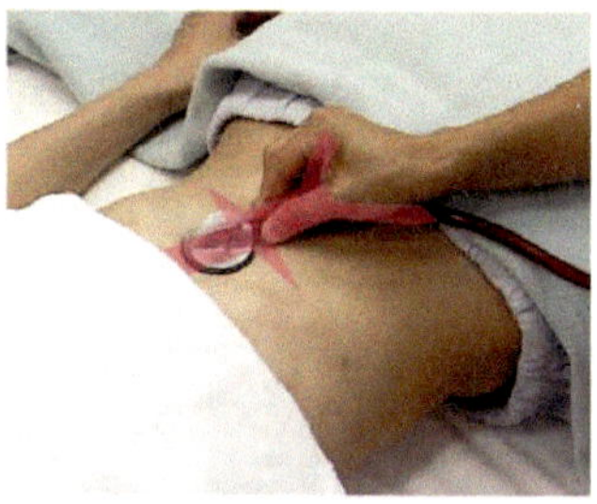

혈류음을 청진한다.

출처 : 간호사를 위한 핵심 건강사정, p213., 의학교육

(3) 타진

복부 4분원 타진 : ______________________________

간의 타진 : ______________________________

늑골 척추각 압통 : ______________________________

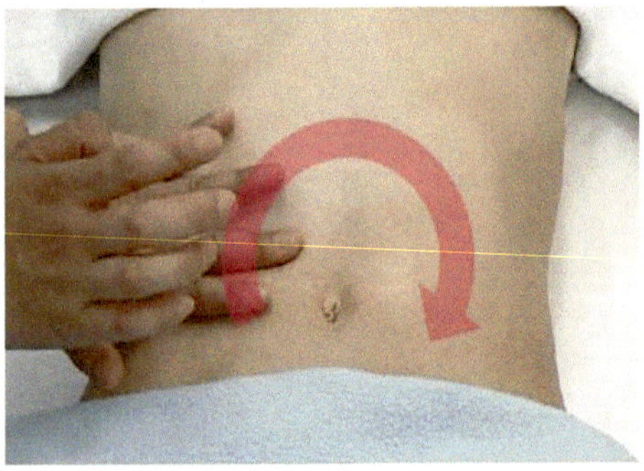

복부 전체를 타진한다.

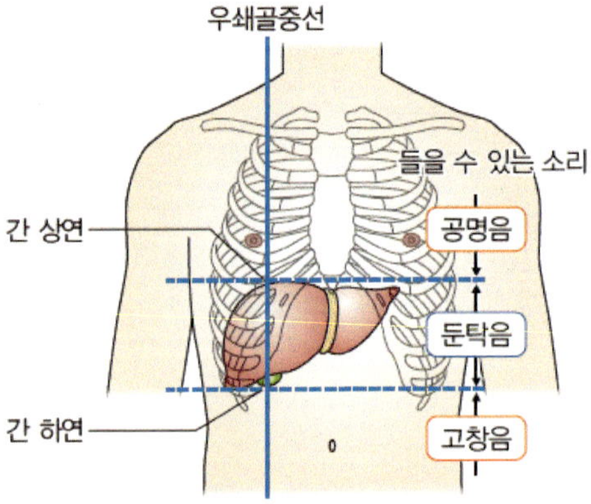

간의 타진 : 둔탁음 측정

출처 : 간호사를 위한 핵심 건강사정, p214, 의학교육

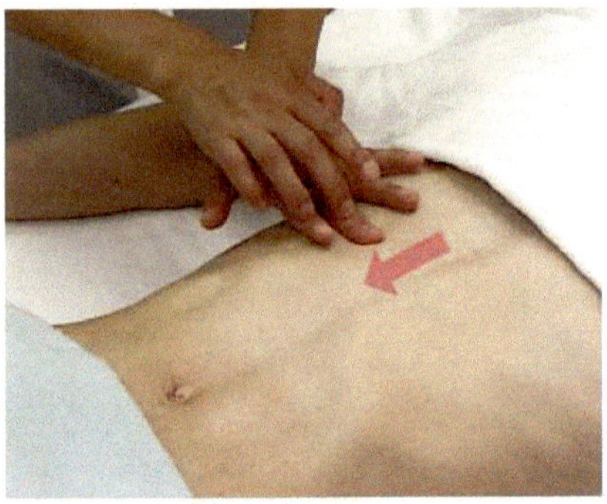

① 간 상연 확인

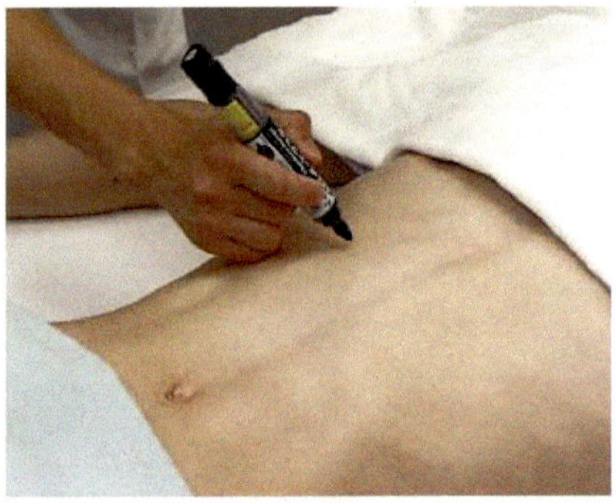

② 간 상연에 표시

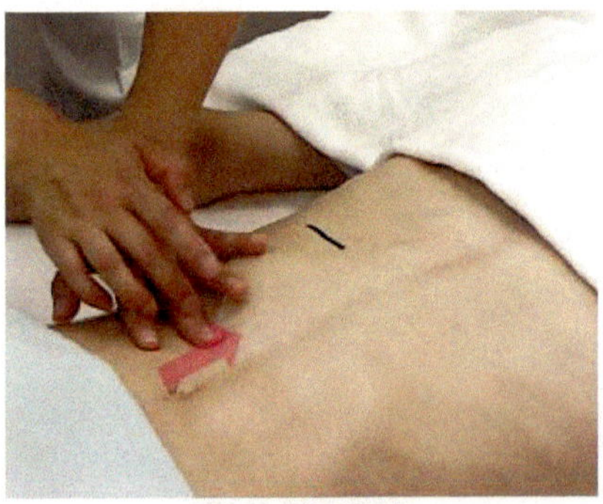

③ 간 하연 확인

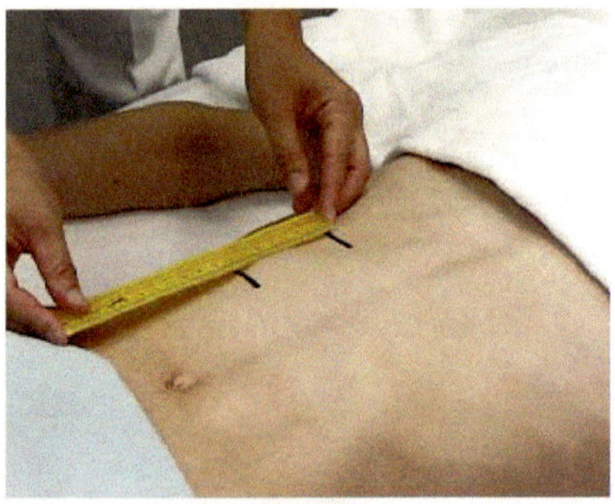

④ 측정

수직범위의 둔탁음을 측정한다.

출처 : 간호사를 위한 핵심 건강사정, p215, 의학교육

둔탁음 이동검사 :

액체파동검사:

(4) 촉진

가벼운 촉진 :

심부촉진 :

양손촉진 :

덩어리 여부, 간의 윤곽, 비장 확인

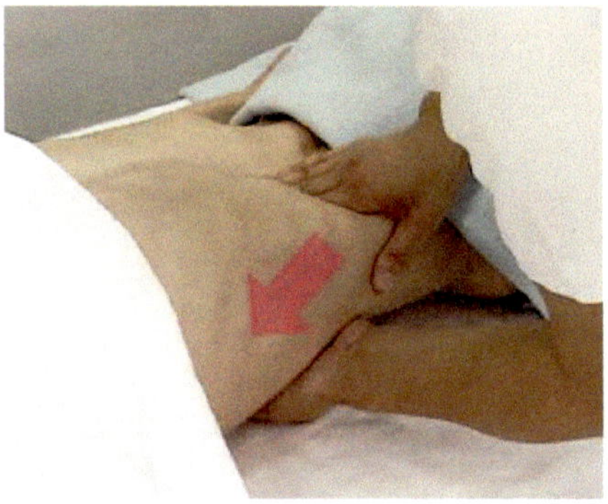

간을 촉진한다.

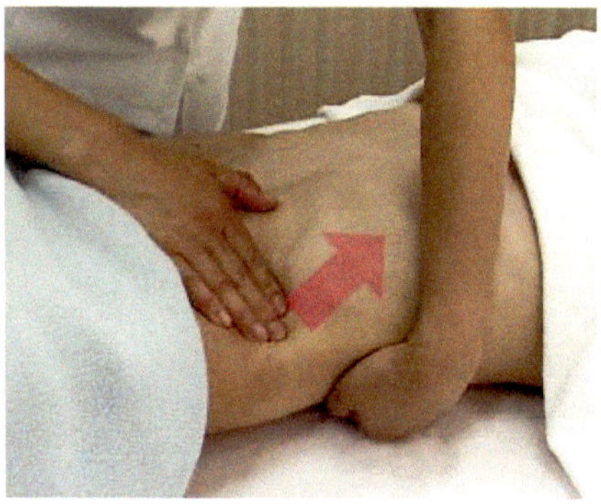

비장을 촉진한다.

출처 : 간호사를 위한 핵심 건강사정, p219-220, 의학교육

반동성 압통 :

장요근검사 :

폐쇄근검사 :

p.43 타진으로 이동

Murphy's sign :

14. 근골격계

대상자 이름	______________	성별/나이	______________
검진자	______________	검진일시	______________

1) 구조

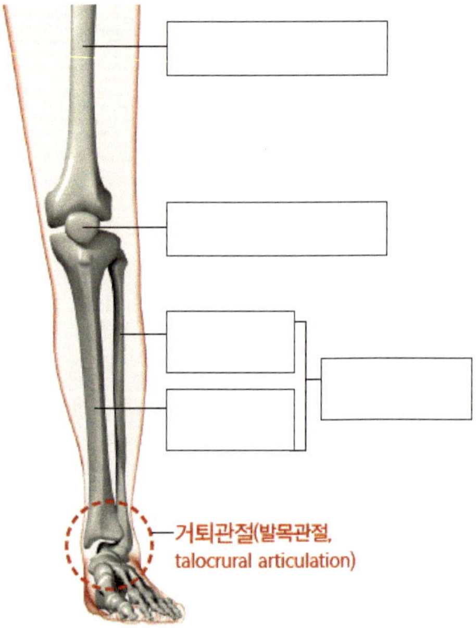

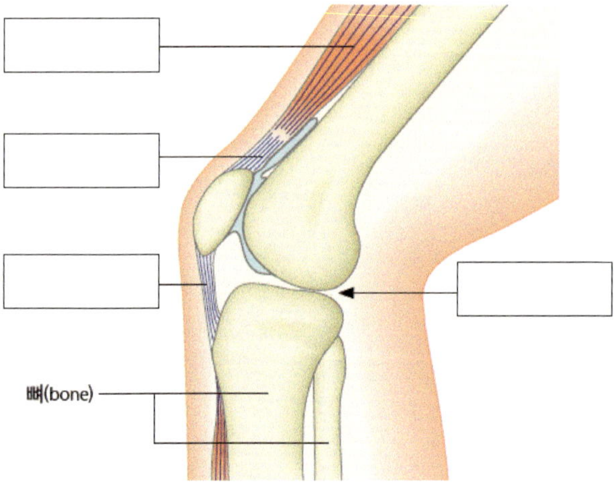

그림 14-3 인대와 건

출처 : 간호사를 위한 핵심 건강사정, p226, 230, 의학교육

2) 건강력

질 문	없다	있다 (있다면 상태 기술)
관절에 통증이 있는가?		
관절이 뻣뻣한가?		
관절에 부종, 발열, 발적이 있는가?		
관절운동의 제한이 있는가?		
근육통이나 경련이 있는가?		
뼈나 관절에 변형이 있는가?		
요통의 경험이 있는가?		
일상생활을 하는 데 문제가 있는가?		

3) 신체 검진

(1) 경추

시진

외형 : ____________________

피부색 : ____________________

덩어리/변형 : ____________________

촉진

온도 : ____________________

통증 : ____________________

덩어리 : ____________________

능동적 관절 범위 :

굴곡/신전(과신전)/외측 굴곡/회전 :

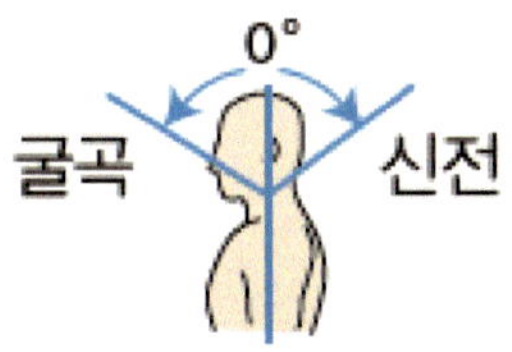

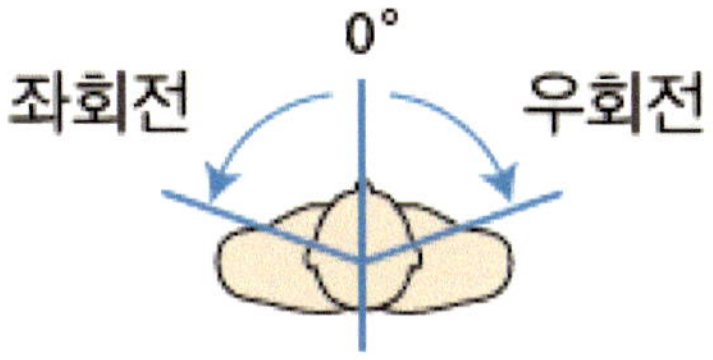

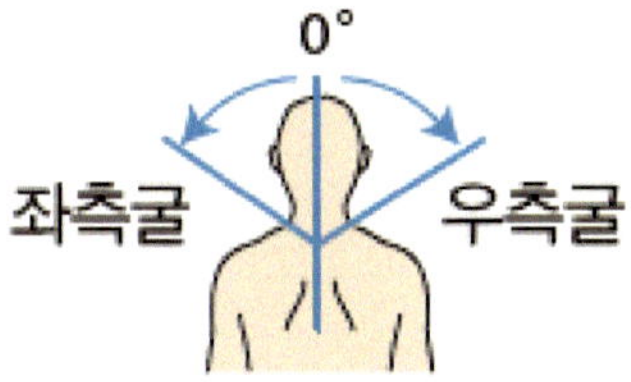

출처 : 간호사를 위한 핵심 건강사정, p232, 의학교육

(2) 어깨 (견관절)

시진

외형 : ____________________

____

피부색 : ____________________

덩어리/변형 : ____________________

촉진

온도 : ____________________

통증 : ____________________

덩어리 : ____________________

능동적 관절 범위 :

굴곡/신전/외전/내전/내회전/외회전 :

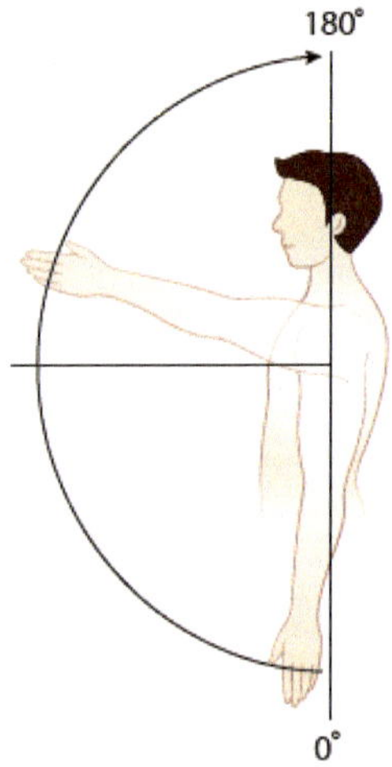

굴곡
양팔을 뻗어 귀 옆에 붙이게 한다. 정상은 180°이며, 올릴 때 불편감 없이 움직일 수 있다.

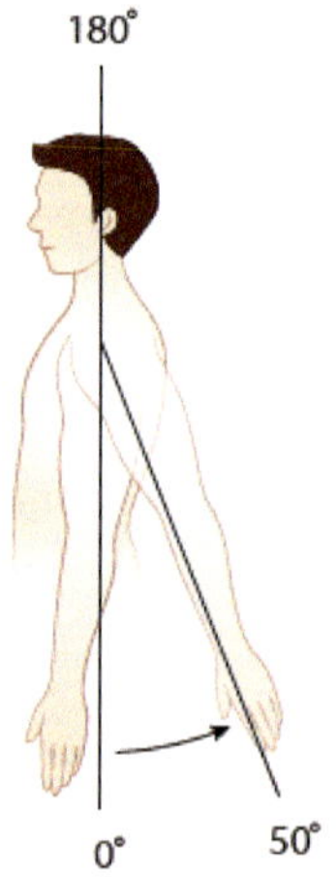

신전
팔을 등 뒤로 최대한 뻗도록 한다. 정상은 50°이며, 올릴 때 불편감 없이 움직일 수 있다.

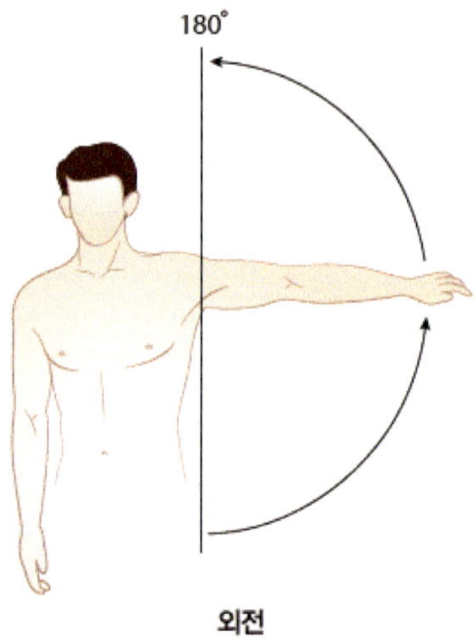

외전
양팔을 펴고 옆에서 머리 쪽으로 들도록 한다. 정상은 180°이다.

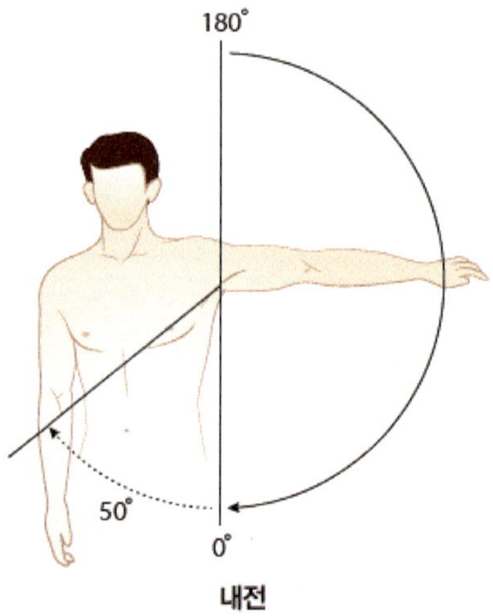

내전
양팔을 내리면서 최대한 몸을 가로지르도록 한다. 정상은 50°이다.

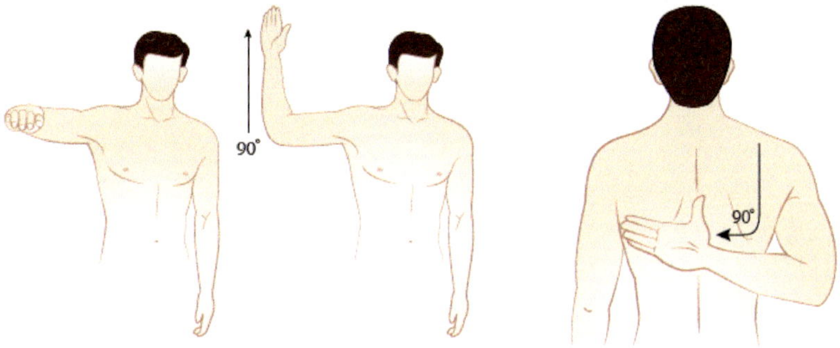

외회전
팔꿈치를 바깥으로 굽혀 손이 머리 뒤쪽으로 가도록 한다. 정상은 90°이다.

내회전
팔꿈치를 바깥으로 굽혀 손이 등 뒤쪽으로 가도록 한다. 정상은 90°이다.

견관절의 관절가동범위 측정

출처 : 간호사를 위한 핵심 건강사정, p244-245, 의학교육

(3) 주관절

시진

외형 : ______________________

피부색 : ______________________

덩어리/변형 : ______________________

촉진

온도 : ______________________

통증 : ______________________

덩어리 : ______________________

능동적 관절 범위 :

굴곡/신전/회외/회내 :

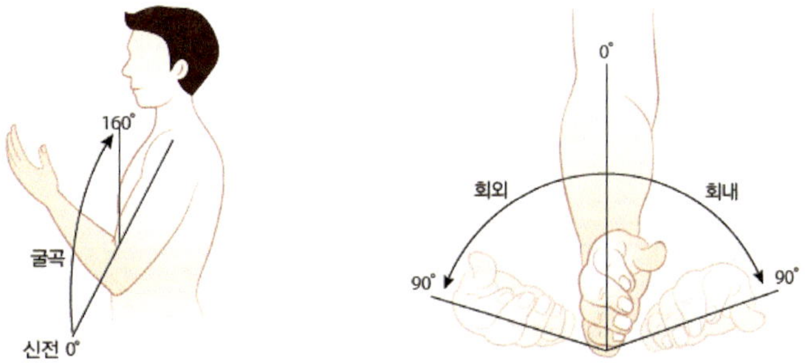

굴곡과 신전
팔꿈치를 구부렸다 펴도록 한다. 정상은 160°이며, 양쪽 모두 불편감 없이 움직일 수 있다.

회외와 회내
손을 중립에 놓은 상태에서 손바닥을 아래로, 위로 가도록 돌리도록 한다. 양쪽의 운동범위가 같고, 정상은 90°이다.

주관절의 관절가동범위 측정

출처 : 간호사를 위한 핵심 건강사정, p245, 의학교육

(4) 손목과 손

시진

외형 : ______________________________

피부색 : ______________________________

덩어리/변형 : ______________________________

촉진

온도 : ______________________________

통증 : ______________________________

덩어리 : ______________________________

____

능동적 관절 범위 :

손목 굴곡/신전/손가락 굴곡/신전/손가락 펼치기/모으기/주먹 쥐기/엄지의 저항 :

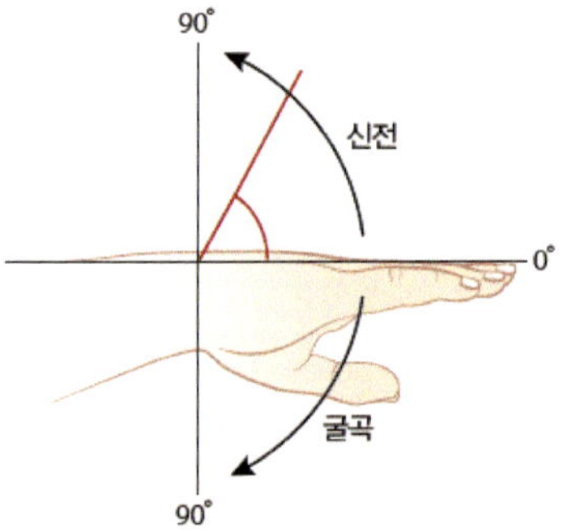

굴곡과 신전
손목을 위와 아래로 움직이도록 한다. 정상은 굴곡 90°, 신전 70°이다.

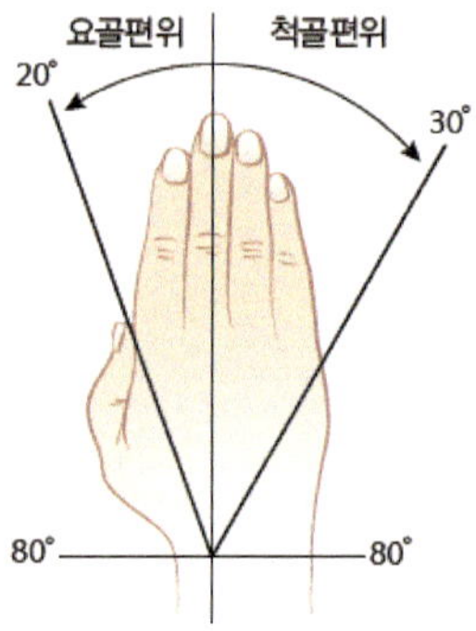

요굴과 척굴
손을 안쪽(요골 측)과 바깥(척골 측)으로 돌리도록 한다. 정상은 요골 25°, 척굴 55°이다.

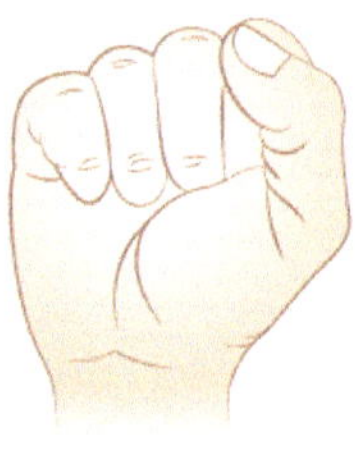

굴곡과 신전
주먹을 쥐었다 펴도록 한다. 정상은 굴곡 90°, 신전 45°이다.

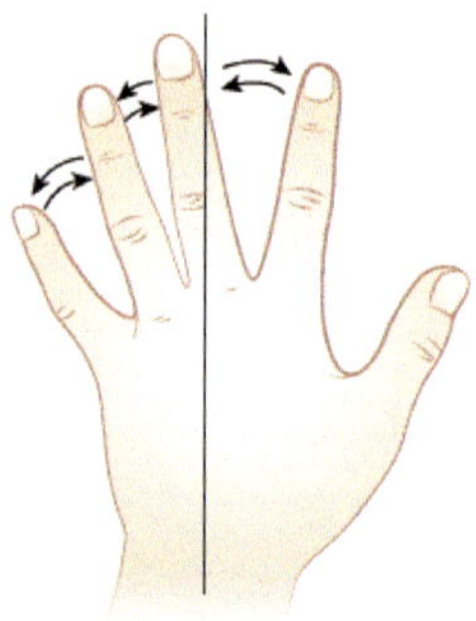

외전과 내전
손가락을 모두 옆으로 붙였다가 떼도록 한다. 정상은 20°이다.

손가락관절의 관절가동범위 측정

출처 : 간호사를 위한 핵심 건강사정, p246, 의학교육

(5) 고관절/무릎

시진

외형 : ______________________________

____

____

____

피부색 : ______________________________

덩어리/변형 : ______________________________

촉진

온도 : ______________________________

통증 : ______________________________

덩어리 : ______________________________

____

능동적 관절 범위 : 굴곡/신전/외전/내전/내회전/외회전 :

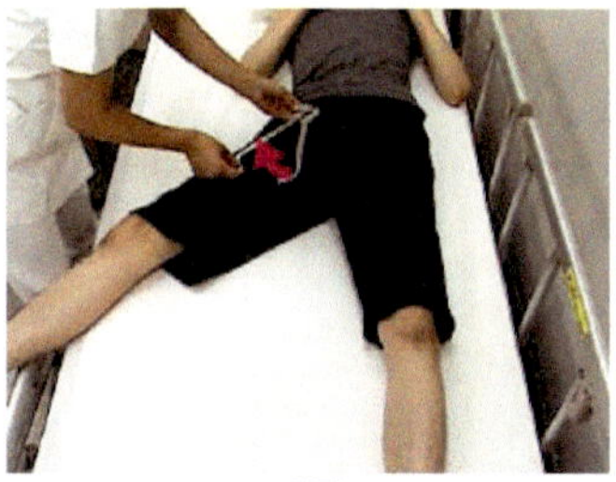

외전

양측 상전장골극을 연결한 선과 측정측 대퇴중앙선의 교차점에 각도계의 축심을, 대퇴골에 축을 두고 고정축은 그대로 해서 대상자의 외전에 맞추어 이동축을 이동하여 각도를 읽는다.

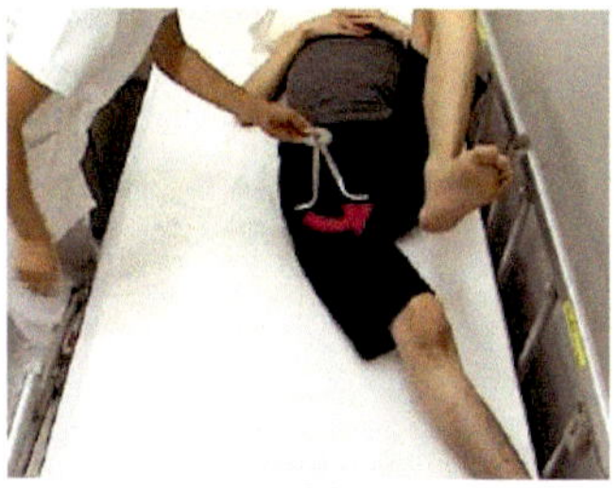

내전

반대쪽 하지를 구부리고 들어 그 아래를 통해 내전시킨다.

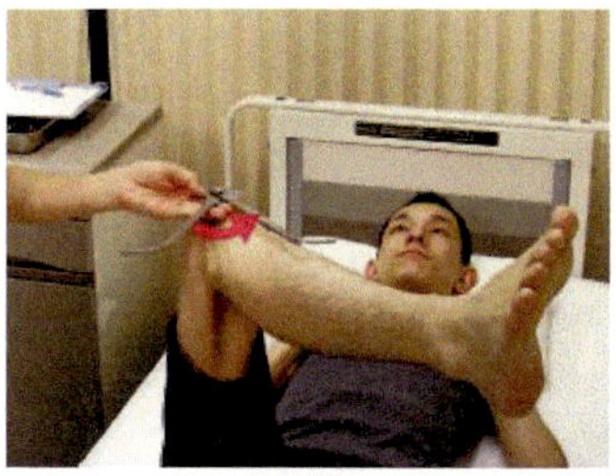

외회전

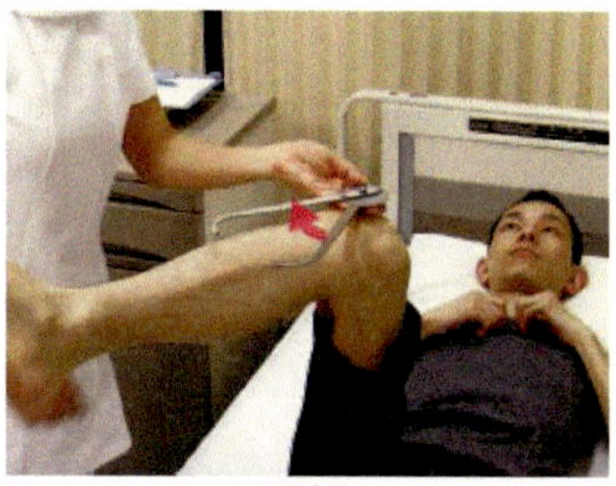

내회전

고관절과 슬관절을 90° 구부린 자세에서 슬개골 중심에 각도계의 축심을, 하퇴에 축을 두고 대상자가 외회전 · 내회전시킨 하퇴에 맞추어 이동축을 이동하여 각도를 읽는다.

고관절의 관절가동범위 측정

출처 : 간호사를 위한 핵심 건강사정, p250, 의학교육

(6) 발목과 발

시진

외형 :

피부색 :

덩어리/변형 :

촉진

온도 :

통증 :

덩어리 :

능동적 관절 범위 :

족배굴곡/족저굴곡/내번/외번 :

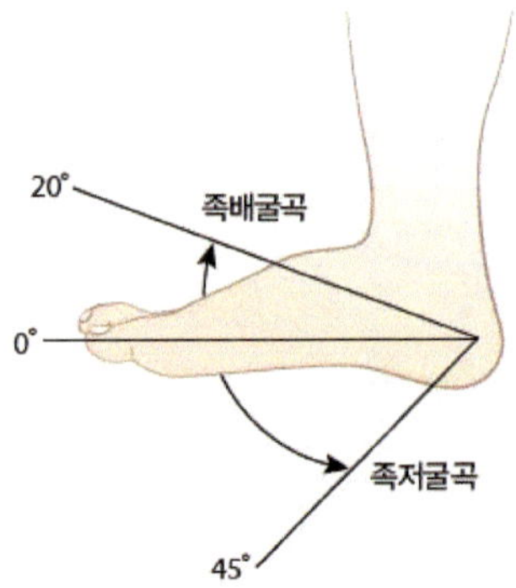

굴곡과 신전
대상자의 발을 족배굴곡과 족저굴곡시킨다. 정상은 족배굴곡 20°, 족저굴곡 45°이다.

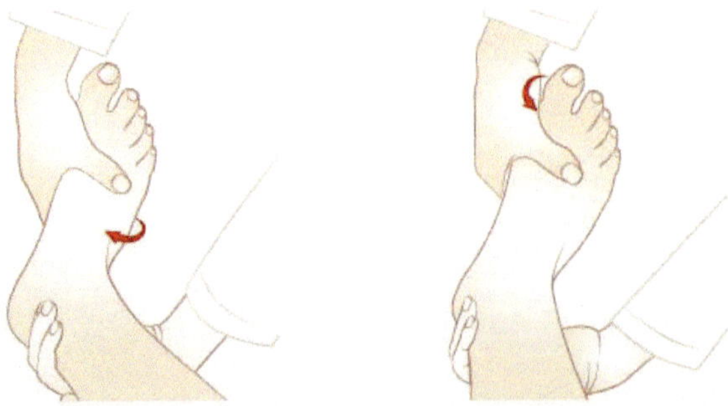

외전 **내전**
대상자의 다리를 잡고 발목을 다른 다리 쪽으로, 그리고 반대편으로 돌려보도록 한다. 정상은 외전 10°, 내전 20°이다.

출처 : 간호사를 위한 핵심 건강사정, p251, 의학교육

(7) 척추

시진

척추선이 똑바른가 : ______________________

어깨, 견갑골, 장골능, 엉덩이가 수평인가 : ______________________

측면의 곡선 관찰 : ______________________

촉진

척추의 극돌기 : ______________________

압통 : ______________________

능동적 관절 범위 :

굴곡/신전/측면 굴곡/회전 :

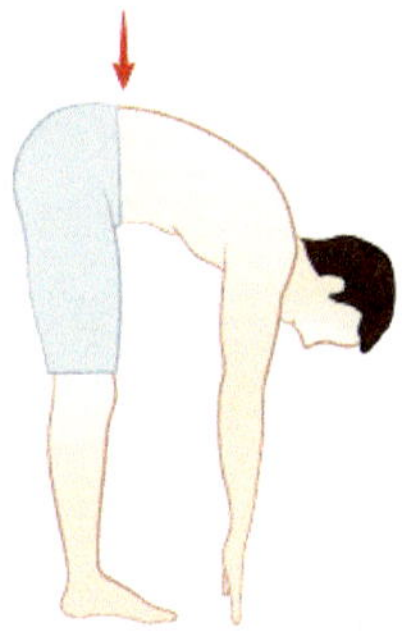

전굴
허리를 앞으로 구부려서 손이 발가락에 닿도록 한다. 정상은 45~90°의 굴곡을 보이며 대칭적으로 움직인다.

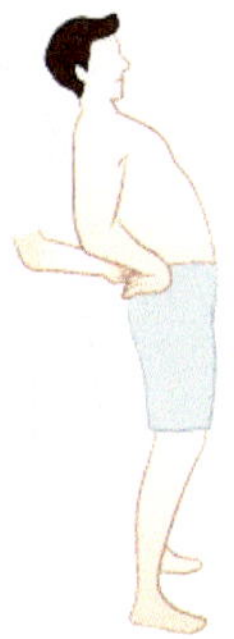

후굴
허리를 최대한 뒤로 젖히도록 하여 과신전 각도를 관찰한다. 정상은 30°이다.

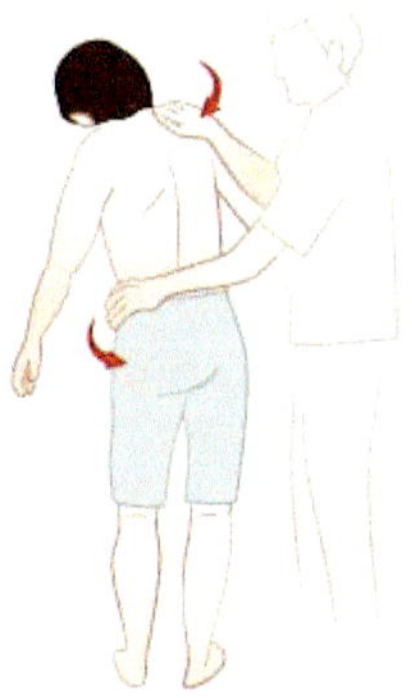

좌우 회전
골반을 고정하고 상체를 오른쪽과 왼쪽으로 돌리도록 한다. 정면을 향한 자세에서 각각의 회전범위는 40° 이상이다.

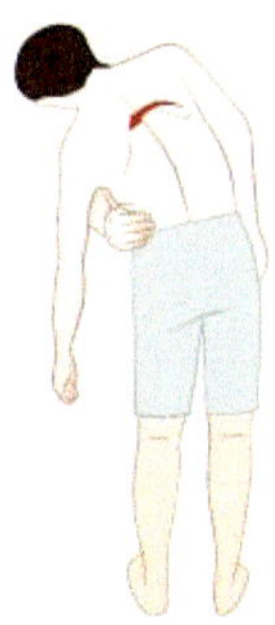

측굴
몸을 옆으로 굽히도록 하면서 측굴 범위를 관찰한다. 정상은 50°이다.

흉요부의 관절가동범위 측정

출처 : 간호사를 위한 핵심 건강사정, p243, 의학교육

(8) 추가 검사

Phalen's test : ____________________

Tinel's sign : ____________________

Drop arm test : ____________________

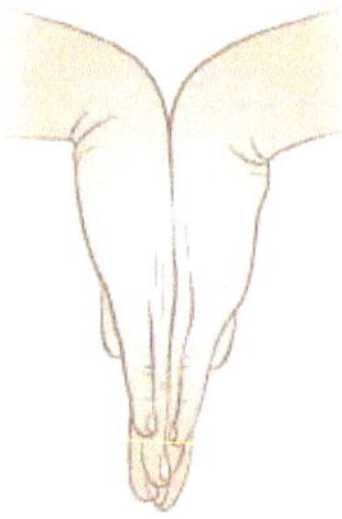

팔렌검사
양쪽 손목을 90°로 굴곡시키고 1분 동안 손등과 손등을 마주대고 있도록 한다.

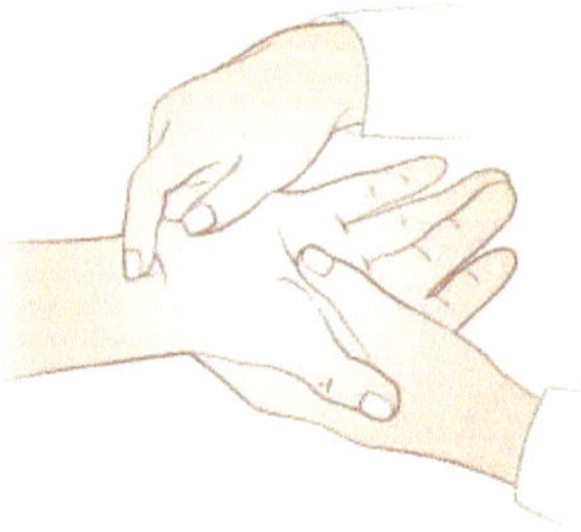

티넬검사
손목의 수근터널(carpal tunnel)을 지나는 정중신경(median nerve)을 직접 타진한다.

출처 : 간호사를 위한 핵심 건강사정, p248, 의학교육

Straight Leg raising(SLR) : ____________________

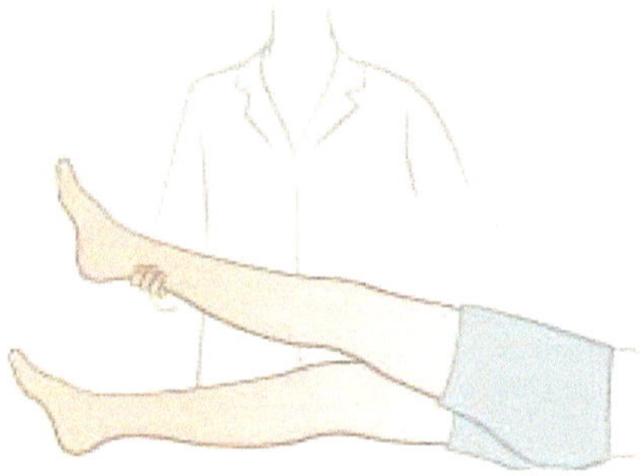

출처 : 간호사를 위한 핵심 건강사정, p253, 의학교육

팽윤징후검사 : ____________________

슬개골 부구감검사 : ____________________

McMurray test : ____________________

(9) 도수근력검사(Manual Muscle Testing, MMT)

팔꿈치의 굴곡력 : ____________________

손가락의 대립근 : ____________________

고관절의 내전력 : ____________________

무릎의 굴곡력 : ____________________

15. 신경계

대상자 이름	____________	성별/나이	____________
검진자	____________	검진일시	____________

1) 구조

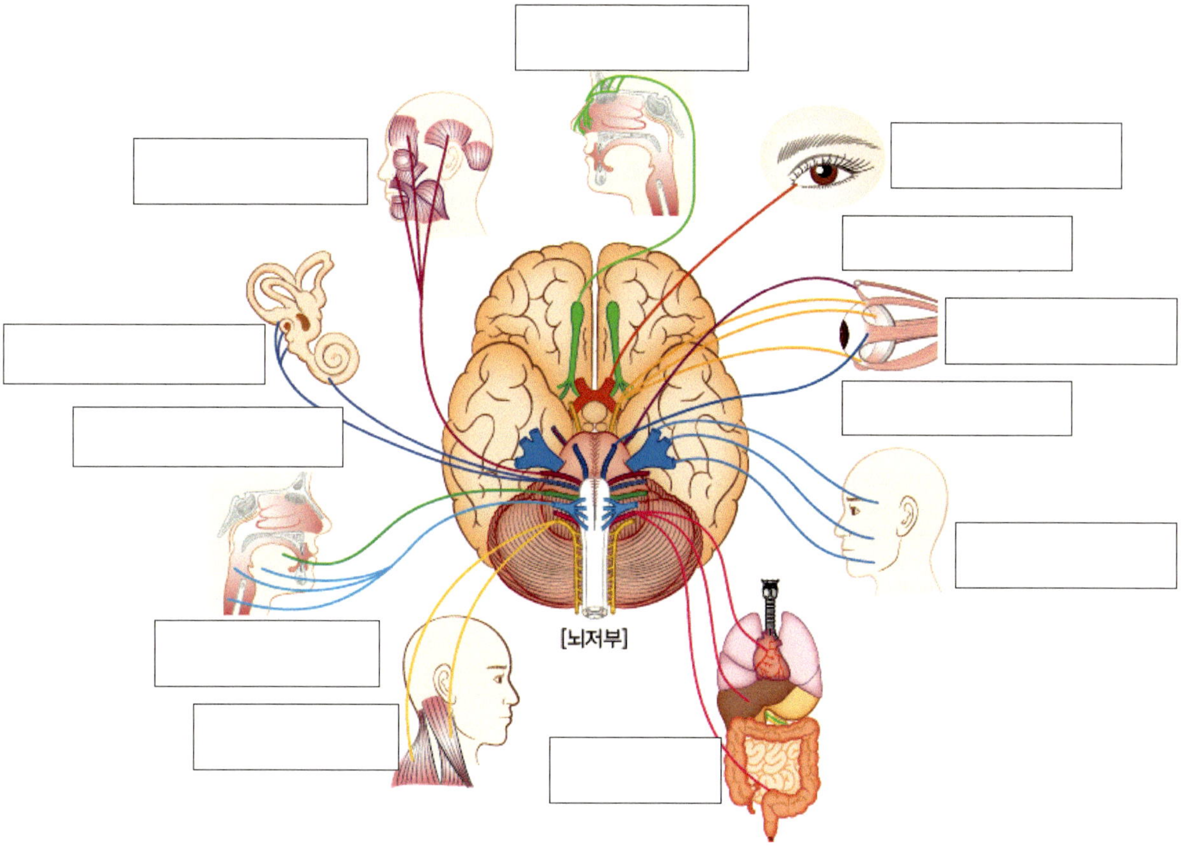

그림 15-4 뇌신경의 종류와 지배 영역

출처 : 간호사를 위한 핵심 건강사정, p260, 의학교육

2) 건강력

질 문	없다	있다 (있다면 상태 기술)
평소와 다른 심한 두통이 있는가?		
머리에 손상을 입은 적이 있는가?		
현기증을 느낀 적이 있는가?		
경련을 일으킨 적이 있는가?		
손이나 얼굴에 진전이 있는가?		
신체에 허약한 부분이 있는가?		
조정력에 문제가 있는가?		
무감각이나 저림 등 감각이상이 있는가?		
연하곤란이 있는가?		
말하기에 어려움이 있는가?		
환경이나 직업상 위험이 있는가?		
뇌졸중, 척수손상, 뇌막염, 선천성 결함, 알코올 중독의 과거력이 있는가?		

3) 신체 검진

(1) 인지기능

의식수준 : ______________________________

지남력 : ______________________________

지남력, 기억, 기억회상, 주의집중 및 계산 → MMSE

(2) 뇌신경

1번 후신경 : ______________________________

2번 시신경 : 시력 Rt ____________ Lt ____________

시야 Rt ____________ Lt ____________

3번 동안신경 : 동공크기 Rt ____________ Lt ____________

대광반사 Rt ____________ Lt ____________

3, 4, 6번 동안, 활차, 외전 신경 외안근 운동

Rt ____________ Lt ____________

5번 삼차신경 각막 반사 Rt ______________ Lt ________________ (7번 포함)

감각 Rt ______________ Lt ________________

운동 Rt ______________ Lt ________________

7번 안면신경 : 감각 Rt ______________ Lt ________________

운동 Rt ______________ Lt ________________

8번 청신경 청력 Rt ______________ Lt ________________

평형

9번 설인신경 감각 ________________________________

운동 ________________________________

10번 미주신경 감각 ________________________________

운동 ________________________________

9,10번 뇌신경 : gag reflex

11번 부신경 ________________________________

12번 설하신경 ________________________________

(3) 운동계

근육 : 크기(위축 여부) ________________________________

불수의적 움직임 ________________________________

근력 ________________________________

근긴장도 ________________________________

걸음걸이 ________________________________

바레징후(Barre's sign) ________________________________

소뇌기능 :

tandem gait(발붙여 걷기) ________________________________

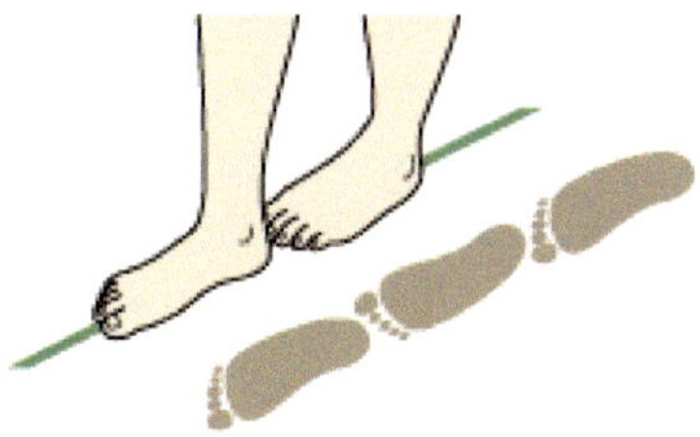

출처 : 간호사를 위한 핵심 건강사정, p272, 의학교육

Romberg's test ____________________

finger to nose test ____________________

finger to finger test ____________________

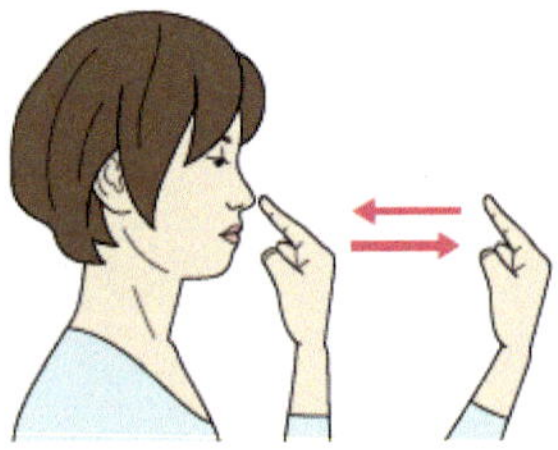

손가락코대기검사

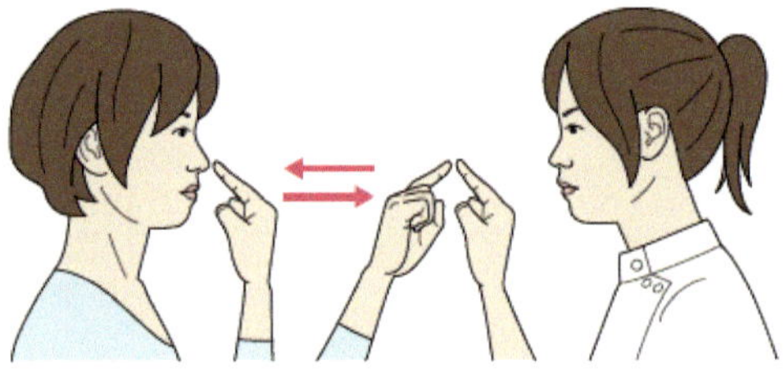

손가락맞대기검사

출처 : 간호사를 위한 핵심 건강사정, p273, 의학교육

alternating hand movement ____________________

heel to shin test ____________________

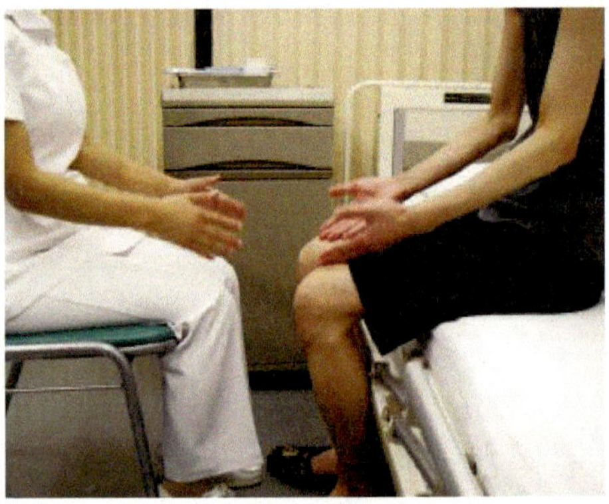

빠른교대검사

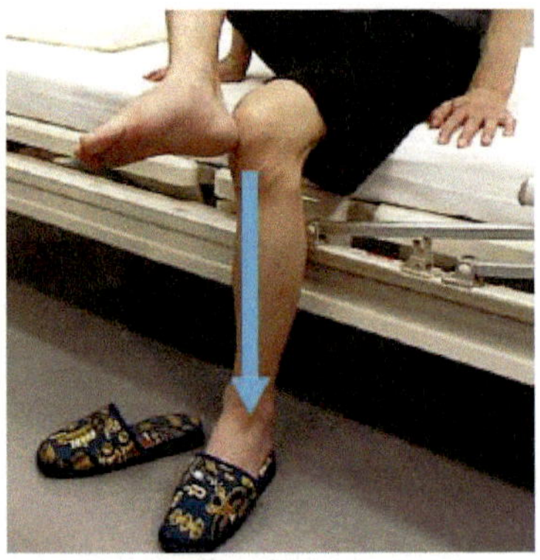

발꿈치무릎검사

출처 : 간호사를 위한 핵심 건강사정, p273, 의학교육

(4) 감각계

척수시상로

Light touch ____________________

Pain ____________________

Temperature ____________________

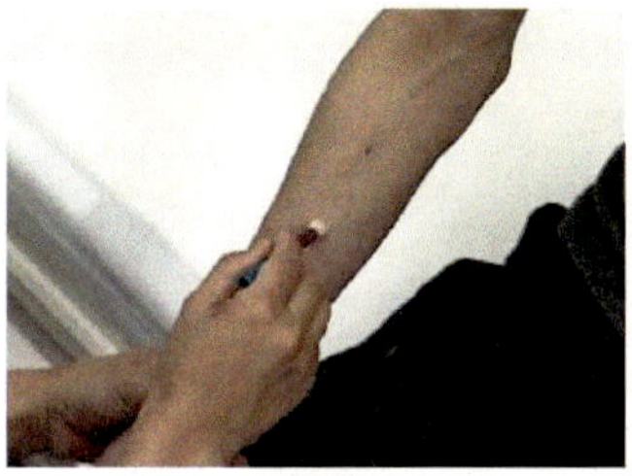
촉각

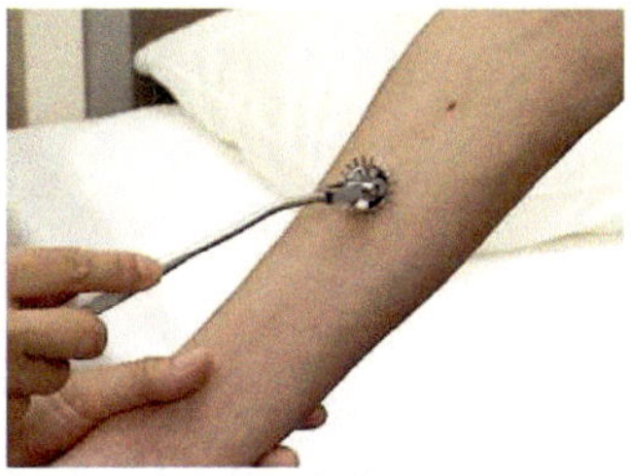
통각

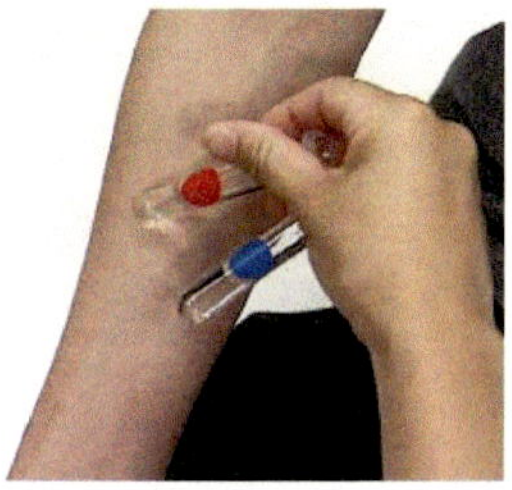
온도각

출처 : 간호사를 위한 핵심 건강사정, p275, 의학교육

후주로

Vibration ______________________________

위치감 ______________________________

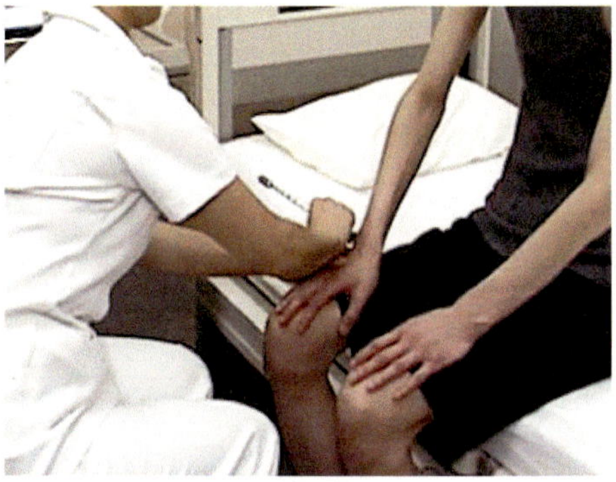
진동각

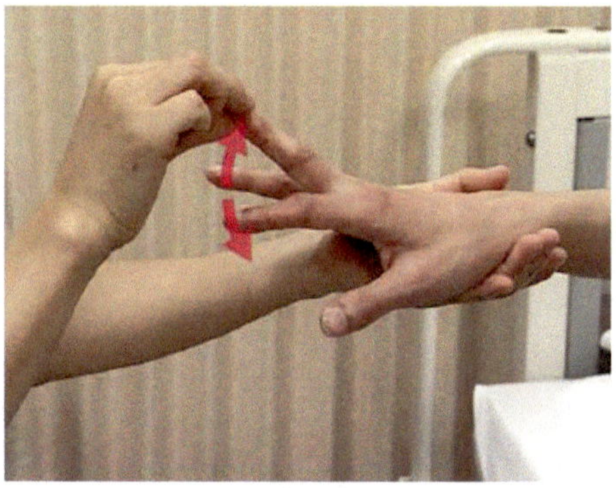
위치각

출처 : 간호사를 위한 핵심 건강사정, p276, 의학교육

(5) 심부건반사 : Biceps reflex, Triceps reflex, brachioradialis reflex

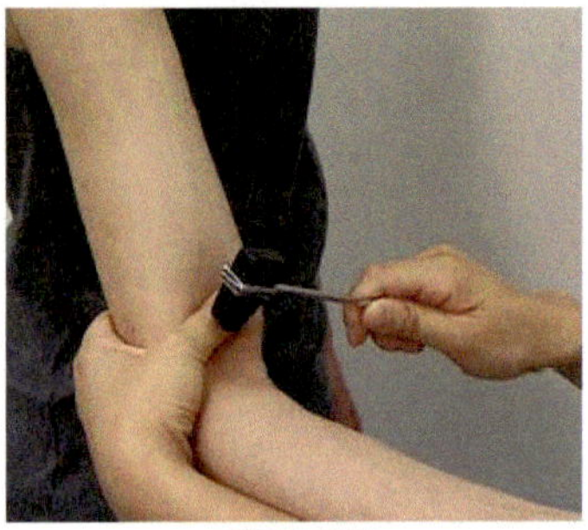
이두근반사

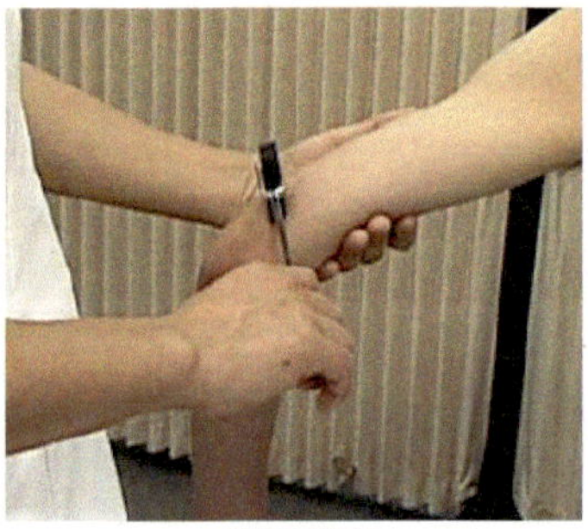
삼두근반사

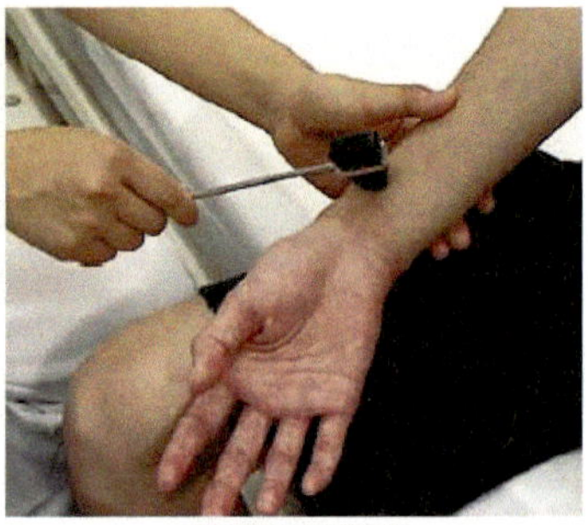
상완요골근반사

출처 : 간호사를 위한 핵심 건강사정, p275, 의학교육

knee jerk, archilles reflex(ankle jerk), planter reflex(babinski)

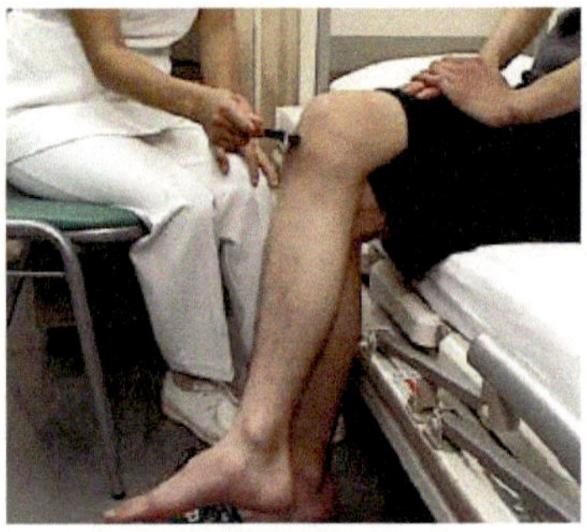
슬개건반사

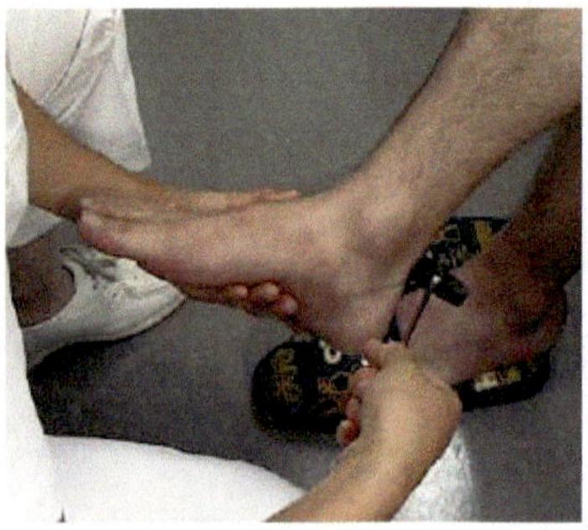
아킬레스건반사

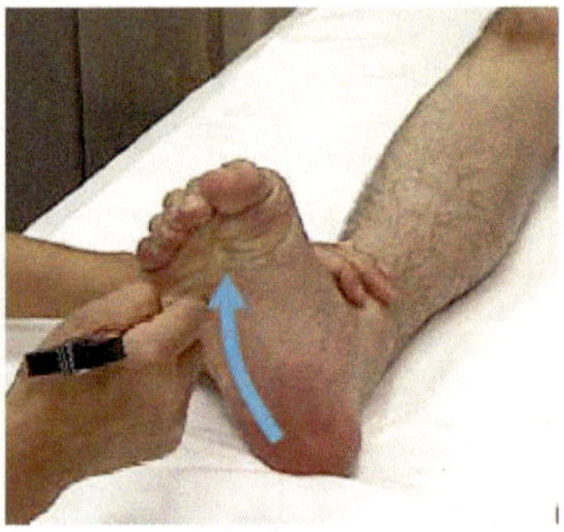
바빈스키반사

출처 : 간호사를 위한 핵심 건강사정, p276, 의학교육

16. 남성 비뇨생식기계

대상자 이름 ____________________ 성별/나이 ____________________

검진자 ____________________ 검진일시 ____________________

1) 건강력

질 문	없다	있다 (있다면 상태 기술)
빈뇨, 긴급뇨, 야뇨가 있는가?		
배뇨 시 통증이 있거나 화끈거리는가?		
소변을 시작하기가 어려운가?		
소변색이 뿌옇거나 악취가 나는가? 혈뇨가 있는가?		
소변을 조절하는 데 문제가 있는가?		
음경에 통증이나 염증이 있는가?		
고환이나 음낭에 덩어리가 있는가? 고환자가검진을 수행하는가?		
현재 성생활을 하는가? 피임을 하는가? 방법은?		
성병이 있는 사람과 접촉 경험은?		

2) 신체 검진

(1) 음경의 시진과 촉진

피부상태 : ____________________

귀두 : ____________________

요도구 : ____________________

(2) 음낭의 시진과 촉진

피부상태 : ____________________

고환 : ____________________

(3) 탈장의 시진과 촉진

서혜관 : ______________________________

____

대퇴부위 : ______________________________

(4) 서혜 림프절의 촉진

(5) 고환자가 검진

17. 항문, 직장, 전립선

대상자 이름	____________	성별/나이	____________
검진자	____________	검진일시	____________

1) 건강력

질 문	없다	있다 (있다면 상태 기술)
대변은 규칙적으로 보는가? 얼마나 자주? 대변색? 단단한가/부드러운가?		
평소 배변습관의 변화가 있는가?		
흑색변이나 혈변을 본 적이 있는가?		
복용 중인 약이 있는가?		
직장이 가렵거나 통증, 치질이 있는가?		
대장과 직장 용종이나 암의 가족력이 있는가?		
평소 섭취하는 고식이섬유와 양은?		

2) 신체 검진

(1) 항문주위 시진

피부상태 : ____________________

____

(2) 항문의 시진과 촉진

항문 괄약근 : ____________________

____

____

항문관 : ____________________

직장벽 : ____________________

전립선 : ______________________________

____

자궁경부 : ______________________________

____

(3) 대변검사

시진 ______________________________

잠혈검사 ______________________________

18. 여성 비뇨생식기계

대상자 이름 ____________ 성별/나이 ____________

검진자 ____________ 검진일시 ____________

1) 건강력

질 문	없다	있다 (있다면 상태 기술)
마지막 월경일은? 초경일은? 평소 주기는? 평소의 양과 기간은? 생리 중 통증은?		
임신 경험은?		
생리 기간이 길어지거나 멈춘 적이 있는가?		
부인과 검진 횟수는? 지난 PAP smear 검사 일자는? 결과는?		
배뇨 시 문제가 있는가?		
비정상 질 분비물이 있는가?		
회음부에 궤양이나 병소가 있는가?		
피임약을 사용하는가? 문제점은 없는가?		
성병 환자와 접촉이 있었는가?		
약물 복용중인가? 호르몬 요법을 사용하는가?		
폐경과 관련된 증상이 있는가?		

2) 신체 검진

(1) 외음부 시진

피부상태 : ____________

체모분포 : ____________

음핵 : ____________

음순 : ____________

요도구 : ____________

질구 : ____________

(2) 외음부 촉진

Skene's gland : ______________________________

Bartholine's gland : ______________________________

회음근육 강도 사정 : ______________________________

분비물 : ______________________________

(3) 질경검사

자궁경부와 자궁경부 입구 시진

색깔 : ______________________________

위치 : ______________________________

표면 : ______________________________

분비물과 특성 : ______________________________

경부 도말검사와 배양검사

(4) 양손 검진법

자궁경부 : 경도/움직임/압통 여부 ______________________________

자궁 : 크기와 모양/경도/위치/움직임/압통 여부 ______________________________

부속기관 ______________________________

19. 전신 신체검진

대상자	이름 ______________	성별/나이 ______________
검진자	______________	검진일시 ______________

〈전반적 조사〉

1. 외견상 나이 :
2. 의식 수준 :
3. 피부색 :
4. 의식상태 :
5. 자세 :
6. 신체 기형 :
7. 움직임 :
8. 얼굴표정 :
9. 기분과 정서 :
10. 언어 :
11. 청력 :
12. 개인 위생 :

〈체격과 활력징후 측정〉

1. 체중 :
2. 신장 :
3. 신체질량지수 :
4. 시력 : Rt Lt
5. 요골맥박 (횟수와 리듬) :
6. 호흡 (횟수와 깊이) :
7. 혈압 :
8. 체온 :

9. 통증 :

→ **대상자는 앉고 검진자는 대상자 앞에 서서**

〈피부〉

1. 손과 손톱 :
2. 피부의 색과 색소 침착 :
3. 체온 :
4. 습기 :
5. 피부결 :
6. 탄력 :
7. 병변 :

〈머리와 얼굴〉

1. 두피, 머리카락, 두개골 :
2. 얼굴 :
3. 측두동맥/측두하악관절 :
4. 상악동/전두동 :

〈눈〉

1. 시야 :
2. 외안운동/각막반사 :
3. 결막/공막/각막 :
4. 동공 :
5. 검안경 :

〈귀〉

1. 외이 :
2. 압통 :

3. 검이경 -이도 :

고막 :

4. voice test :

5. Weber test :

6. Rinne test :

〈코〉

1. 겉모양 :

2. 콧구멍 :

3. 비경 - 비점막 :

비중격 :

비갑개 :

〈구강과 인후〉

1. 입술과 입안 점막 :

2. 치아와 잇몸 :

3. 혀 :

4. 연구개/경구개 :

5. 편도선 :

6. 구개수 :

〈목〉

1. 대칭성 :

2. 덩어리 :

3. 경부 림프절 :

4. 기관 :

5. ROM과 근력 :

→ **대상자는 앉고 검진자는 대상자의 뒤에서**

6. 갑상선 :

〈흉부와 폐: 후면〉

1. 흉곽의 모양 :
2. 피부상태 :
3. 대칭성 :
4. 흉곽의 대칭적 확장 :
5. 촉각 진탕음 :
6. 덩어리나 압통 :
7. 폐 전역 타진 :
8. 늑골척추각 타진 :
9. 호흡음 청진 :

→ 대상자는 앉고 검진자는 대상자의 뒤에서

〈흉부와 폐: 전면〉

1. 호흡 :
2. 피부상태 :
3. 촉각진탕음, 덩어리, 압통 :
4. 호흡음 청진 :

〈상지〉

1. ROM과 근력 :
2. 활차상박 림프절 :

〈유방〉

1. 대칭성, 이동성, dimpling :
2. 쇄골 상하 부위 :

→ 대상자는 눕히고 검진자는 대상자의 오른쪽에 서서

3. 유방 촉진 :
4. 유두 :
5. 액와와 림프절 :

〈심장〉

1. 전흉부, 박동과 퇴축 :
2. 심첨맥박 :
3. 심음 청진 :

〈복부〉

1. 대칭성, 피부상태, 배꼽 :
2. 장음 :
3. 혈관음 :
4. 타진 :
5. 가벼운 촉진과 심부 촉진
6. 간, 비장, 신장, 대동맥 촉진 :

〈서혜부〉

1. 대퇴동맥 :
2. 서혜 림프절 :

〈하지〉

1. 대칭성, 피부상태, 체모 분포 :
2. 맥박(슬와, 후경골, 족배 동맥) :
3. 전경골 부종 :
4. 발가락 :

→ **대상자는 앉혀서**

5. ROM과 근력 (고관절, 무릎, 발목과 발)

〈신경계〉

1. 감각 (얼굴, 팔과 손, 다리와 발) :
2. 위치 감각 :
3. 소뇌기능 (finger to nose, heel to shin)

4. 심부건 반사 (이두근, 삼두근, 상완요골, 슬개골, 아킬레스)

5. 바빈스키 반사

→ 대상자는 세워서

〈근골격계〉

1. 실내를 걸어보게 함/ 발꿈치로 걷게 함/ 뒤꿈치로 걷게 함 :

2. Romberg sign :

3. 척추의 ROM :

〈남성 생식기〉

1. 음경과 음낭 :

2. 고환과 정삭 :

3. 서혜부 탈장 :

〈남성 직장〉

1. 회음부 :

2. 직장벽과 전립선 :

3. 잠혈검사 :

→ 여성은 쇄석위로

〈여성 생식기〉

1. 회음부 :

2. 질경 :

3. 검체 수집 :

4. 양손 검진 :

5. 잠혈검사 :

〈마무리〉

대상자를 앉도록 도와주고 안정시킴

정리하고 인사 후 마무리

자가평가서

평가항목(실습목표)	성취도(1~10)
1. 건강력을 단계별로 정확히 수집하고 기록할 수 있다.	
2. 병력청취를 하기 위한 효과적인 의사소통 기법을 적용할 수 있다.	
3. 사정된 자료를 기반으로 간호과정을 적용할 수 있다.	
4. 생애주기별 건강검진 방법에 대해 습득할 수 있다.	
5. 신체 각 기관을 사정하고 정상과 비정상을 구분하며 계통별 구조와 기능을 이해할 수 있다.	
6. 검진기술을 습득하여 대상자 상황에 맞는 검진기법을 수행할 수 있다.	
총점	/60점

1. 건강사정에서 배운 내용 중 가장 관심이 있는 분야는 무엇입니까?

① 심장 및 목혈관 (심음 청진)
② 흉부와 폐 (폐음 청진)
③ 신경계 (신경학적 검진)
④ 근골격계 (능동적 관절가동범위 운동)
⑤ 남성 및 여성 생식기
⑥ 유방 및 액와 (유방 촉진)
⑦ 복부 (장음 청진)
⑧ 기타 (   )

2. 건강사정에서 배운 내용 중 가장 어려운 분야는 무엇입니까?

① 심장 및 목혈관 (심음 청진)
② 흉부와 폐 (폐음 청진)
③ 신경계 (신경학적 검진)
④ 근골격계 (능동적 관절가동범위 운동)
⑤ 남성 및 여성 생식기
⑥ 유방 및 액와 (유방 촉진)
⑦ 복부 (장음 청진)
⑧ 기타 (   )

3. 건강사정에서 배운 내용 중 강의시간을 늘렸으면 하는 분야는 무엇입니까?

① 심장 및 목혈관 (심음 청진)
② 흉부와 폐 (폐음 청진)
③ 신경계 (신경학적 검진)
④ 근골격계 (능동적 관절가동범위 운동)
⑤ 남성 및 여성 생식기
⑥ 유방 및 액와 (유방 촉진)
⑦ 복부 (장음 청진)
⑧ 기타 (   )

4. 건강사정 수업에 대하여 바라는 점이 있으면 기술해 주십시오.

건강사정 워크북

인　　쇄　2025년 2월 20일
발　　행　2025년 2월 25일

저　　자　노 민 외

발 행 인　배영환 외
발 행 처　도서출판 의학교육
등록번호　제 2013-114 호
주　　소　서울시 영등포구 영중로 138-1
(영등포동 8가 80-2) 드림프라자 B 901호
Tel. 02) 2637-4806, 4863 Fax. 02) 2637-4807
홈페이지　www.medipub.co.kr
이 메 일　okpress1208@naver.com
I S B N　97-11-6127-244-3　94510(세트)
97-11-6127-246-7　94510